Praktische Tipps bei Migräne

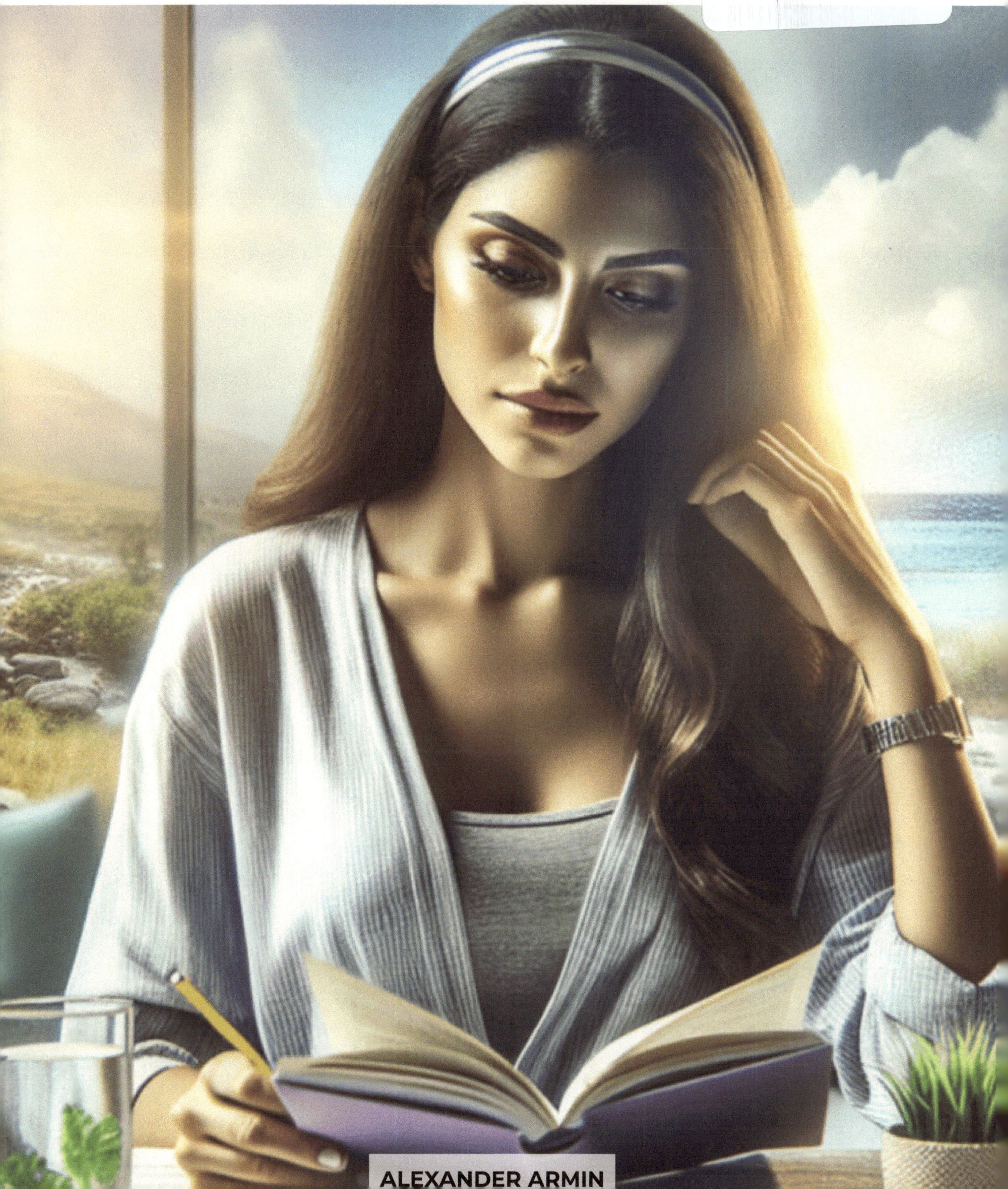

INHALTSVERZEICHNIS

1
Einführung in die Migräne

1.1 Definition und Bedeutung

Migräne ist eine neurologische Erkrankung, die durch wiederkehrende, oft sehr starke Kopfschmerzen gekennzeichnet ist. Diese Schmerzen sind häufig einseitig und können von weiteren Symptomen wie Übelkeit, Erbrechen sowie einer erhöhten Empfindlichkeit gegenüber Licht und Geräuschen begleitet werden. Die genaue Ursache der Migräne ist noch nicht vollständig verstanden, jedoch spielen genetische Faktoren, neurochemische Veränderungen im Gehirn und Umweltfaktoren eine entscheidende Rolle.

Die Bedeutung der Migräne als gesundheitliches Problem kann nicht unterschätzt werden. Schätzungen zufolge leiden weltweit etwa 12% der Bevölkerung an dieser Erkrankung, wobei Frauen dreimal häufiger betroffen sind als Männer. Dies hat weitreichende Auswirkungen auf das tägliche Leben der Betroffenen: Migräneanfälle können zu erheblichen Einschränkungen in der beruflichen Leistungsfähigkeit führen und soziale Aktivitäten stark beeinträchtigen.

Ein weiterer Aspekt der Migräne ist ihre Komplexität. Es gibt verschiedene Arten von Migräne, darunter die klassische Migräne mit Aura und die gewöhnliche Migräne ohne Aura. Jede Form bringt unterschiedliche Symptome und Auslöser mit sich, was die Diagnose und Behandlung erschwert. Zu den häufigsten Auslösern zählen Stress, bestimmte Nahrungsmittel, hormonelle Veränderungen sowie Wetterwechsel.

Die Lebensqualität von Menschen mit Migräne leidet oft erheblich unter den Anfällen. Viele Betroffene berichten von einem ständigen Gefühl der Unsicherheit bezüglich des nächsten Anfalls, was zu Angstzuständen und Depressionen führen kann. Daher ist es wichtig, dass sowohl Patienten als auch Angehörige über diese Erkrankung informiert sind und Strategien zur Bewältigung entwickeln können.

Das Buch „Praktische Tipps bei Migräne" bietet wertvolle Informationen für Betroffene sowie deren Angehörige. Es zielt darauf ab, das Verständnis für diese komplexe Erkrankung zu fördern und praktische Ratschläge zur Linderung der Symptome bereitzustellen. Durch die Kombination aus medizinischem Wissen und alltagsnahen Tipps wird den Lesern geholfen, ihre Lebensqualität trotz der Herausforderungen durch Migräne zu verbessern.

1.2 Häufigkeit und Verbreitung

Die Häufigkeit und Verbreitung von Migräne ist ein zentrales Thema in der Forschung, da es nicht nur die Anzahl der Betroffenen betrifft, sondern auch die gesellschaftlichen und wirtschaftlichen Auswirkungen dieser Erkrankung verdeutlicht. Schätzungen zufolge leiden weltweit etwa 12% der Bevölkerung an Migräne, wobei Frauen dreimal häufiger betroffen sind als Männer. Diese Geschlechterdifferenz wird häufig auf hormonelle Faktoren zurückgeführt, insbesondere auf Veränderungen während des Menstruationszyklus.

In Deutschland sind rund 8 Millionen Menschen von Migräne betroffen, was die Erkrankung zu einer der häufigsten neurologischen Störungen macht. Die Prävalenz variiert jedoch je nach Altersgruppe: Während Migräne bei Jugendlichen oft erstmals auftritt, erreichen die Anfälle ihren Höhepunkt im Alter zwischen 30 und 40 Jahren. Interessanterweise zeigen epidemiologische Studien, dass Migräne in bestimmten geografischen Regionen häufiger vorkommt als in anderen. So berichten beispielsweise Länder mit einem hohen Lebensstandard tendenziell von höheren Raten an Migränefällen.

Ein weiterer wichtiger Aspekt ist die soziale Dimension der Erkrankung. Viele Betroffene erleben nicht nur körperliche Symptome, sondern auch psychische Belastungen wie Angstzustände oder Depressionen aufgrund der Unvorhersehbarkeit ihrer Anfälle. Dies führt zu einer signifikanten Beeinträchtigung der Lebensqualität und kann sich negativ auf das Berufsleben auswirken. Schätzungen zufolge verursachen Migräneanfälle jährlich Milliardenkosten durch Arbeitsausfälle und Behandlungskosten.

Zusätzlich zur allgemeinen Prävalenz gibt es spezifische Risikofaktoren, die die Wahrscheinlichkeit erhöhen können, an Migräne zu erkranken. Dazu zählen genetische Veranlagungen sowie Umweltfaktoren wie Stress oder bestimmte Ernährungsgewohnheiten. In den letzten Jahren hat sich gezeigt, dass auch klimatische Bedingungen eine Rolle spielen können; Wetterwechsel werden häufig als Auslöser für Migräneanfälle genannt.

Die umfassende Kenntnis über Häufigkeit und Verbreitung von Migräne ist entscheidend für die Entwicklung gezielter Präventions- und Behandlungsstrategien. Ein besseres Verständnis dieser Aspekte kann dazu beitragen, betroffenen Personen effektive Hilfestellungen anzubieten und das Bewusstsein für diese weit verbreitete Erkrankung zu schärfen.

1.3 Geschlechterunterschiede

Die Geschlechterunterschiede bei Migräne sind ein faszinierendes und komplexes Thema, das sowohl biologische als auch soziale Dimensionen umfasst. Es ist bekannt, dass Frauen dreimal häufiger an Migräne leiden als Männer, was auf eine Vielzahl von Faktoren zurückzuführen ist. Hormonelle Schwankungen, insbesondere während des Menstruationszyklus, spielen eine entscheidende Rolle. Viele Frauen berichten von einer Zunahme der Migräneanfälle in den Tagen vor oder während ihrer Periode, was die Hypothese unterstützt, dass Östrogen einen Einfluss auf die Migränetypen hat.

Zusätzlich zu hormonellen Einflüssen gibt es auch genetische Faktoren, die geschlechtsspezifisch variieren können. Studien haben gezeigt, dass bestimmte genetische Marker bei Frauen mit Migräne häufiger vorkommen als bei Männern. Diese Unterschiede könnten erklären, warum Frauen anfälliger für chronische Formen der Erkrankung sind und möglicherweise auch für Begleiterkrankungen wie Depressionen oder Angststörungen.

Ein weiterer Aspekt ist die psychosoziale Dimension der Erkrankung. Frauen sind oft stärker von den sozialen Auswirkungen der Migräne betroffen. Sie berichten häufig über eine höhere Belastung durch die Unvorhersehbarkeit ihrer Anfälle und deren Einfluss auf das Berufs- und Familienleben. Dies kann zu einem erhöhten Stresslevel führen, was wiederum die Häufigkeit und Schwere der Anfälle verstärken kann.

Darüber hinaus zeigen einige Studien, dass Männer tendenziell weniger über ihre Symptome sprechen oder Hilfe suchen als Frauen. Dies könnte dazu führen, dass männliche Migränepatienten seltener diagnostiziert werden oder weniger Unterstützung erhalten. Die gesellschaftlichen Erwartungen an Männer könnten sie davon abhalten, ihre Beschwerden offen zu kommunizieren und sich um geeignete Behandlungen zu bemühen.

Insgesamt verdeutlichen diese Unterschiede nicht nur die Notwendigkeit einer geschlechtsspezifischen Betrachtung in der Forschung zur Migränebehandlung, sondern auch die Bedeutung eines umfassenden Ansatzes zur Unterstützung aller Betroffenen – unabhängig vom Geschlecht – um ihre Lebensqualität zu verbessern.

2
Medizinische Grundlagen der Migräne

2.1 Arten von Migräne

Die Migräne ist eine komplexe neurologische Erkrankung, die in verschiedenen Formen auftreten kann. Das Verständnis der unterschiedlichen Arten von Migräne ist entscheidend für die Diagnose und Behandlung dieser schmerzhaften Anfälle. Es gibt mehrere Klassifikationen, wobei die häufigsten Formen die klassische Migräne (Migräne mit Aura) und die gewöhnliche Migräne (Migräne ohne Aura) sind.

Die **klassische Migräne**, auch als Migräne mit Aura bekannt, ist durch neurologische Symptome gekennzeichnet, die vor oder während des Kopfschmerzes auftreten. Diese Auren können visuelle Störungen wie Lichtblitze oder Zickzacklinien umfassen, aber auch sensorische oder motorische Symptome hervorrufen. Die Dauer der Aura variiert meist zwischen 20 Minuten und einer Stunde und geht oft mit intensiven Kopfschmerzen einher, die mehrere Stunden bis Tage andauern können.

Im Gegensatz dazu steht die **gewöhnliche Migräne**, bei der keine Aura auftritt. Diese Form ist häufiger und betrifft viele Menschen, insbesondere Frauen im gebärfähigen Alter. Die Schmerzen sind typischerweise einseitig und pulsierend und werden oft von Begleitsymptomen wie Übelkeit, Erbrechen und Lichtempfindlichkeit begleitet. Die Anfälle können durch verschiedene Auslöser wie Stress, bestimmte Nahrungsmittel oder hormonelle Veränderungen ausgelöst werden.

Eine weitere wichtige Kategorie ist die **hemiplegische Migräne**, eine seltene Form, bei der vorübergehende Lähmungen auf einer Körperseite auftreten können. Diese Art wird oft genetisch bedingt sein und erfordert besondere Aufmerksamkeit in der Behandlung aufgrund ihrer potenziellen Komplikationen.

Zudem gibt es noch andere Varianten wie die **retinale Migräne**, bei der Sehstörungen nur in einem Auge auftreten, sowie die **chronische Migräne**, bei der Betroffene an mehr als 15 Tagen im Monat unter migränetypischen Kopfschmerzen leiden. Diese chronische Form kann erhebliche Auswirkungen auf das tägliche Leben haben und erfordert oft eine umfassendere therapeutische Strategie.

Das Verständnis dieser verschiedenen Arten von Migräne ermöglicht es den Betroffenen sowie den medizinischen Fachkräften, gezielte Behandlungsansätze zu entwickeln und individuelle Strategien zur Linderung der Symptome zu finden.

2.2 Symptome und Verlauf

Die Symptome der Migräne sind vielfältig und können von Person zu Person stark variieren. Ein tiefes Verständnis dieser Symptome ist entscheidend, um die Erkrankung richtig zu diagnostizieren und geeignete Behandlungsstrategien zu entwickeln. Der Verlauf einer Migräneattacke kann in verschiedene Phasen unterteilt werden, die jeweils spezifische Merkmale aufweisen.

Die erste Phase ist oft die prodromale Phase, die bis zu 24 Stunden vor dem eigentlichen Kopfschmerz auftreten kann. In dieser Zeit berichten viele Betroffene von Veränderungen in ihrem allgemeinen Wohlbefinden, wie Müdigkeit, Reizbarkeit oder Heißhunger auf bestimmte Nahrungsmittel. Diese frühen Anzeichen sind wichtig, da sie den Patienten helfen können, sich auf eine bevorstehende Attacke vorzubereiten.

Die zweite Phase ist die Aura-Phase, die bei der klassischen Migräne vorkommt. Hierbei handelt es sich um neurologische Symptome, die visuelle Störungen wie Lichtblitze oder Zickzacklinien umfassen können. Auch sensorische Störungen wie Kribbeln in den Extremitäten oder Sprachstörungen sind möglich. Diese Auren dauern in der Regel zwischen 20 Minuten und einer Stunde und gehen häufig mit intensiven Kopfschmerzen einher.

Der Hauptschmerz tritt typischerweise als pulsierender, einseitiger Kopfschmerz auf und kann mehrere Stunden bis Tage andauern. Begleitsymptome wie Übelkeit, Erbrechen sowie Licht- und Geräuschempfindlichkeit verstärken das Leiden der Betroffenen erheblich. Die Intensität des Schmerzes kann dabei so stark sein, dass alltägliche Aktivitäten unmöglich werden.

Nach dem Höhepunkt der Attacke folgt oft eine postdromale Phase, in der sich viele Patienten erschöpft fühlen oder anhaltende Kopfschmerzen haben können. Diese Phase kann mehrere Stunden bis Tage andauern und wird häufig von einem Gefühl der Verwirrung oder geistigen Ermüdung begleitet.

Zusammenfassend lässt sich sagen, dass das Verständnis der Symptome und des Verlaufs einer Migräneattacke nicht nur für die Diagnose wichtig ist, sondern auch für die Entwicklung individueller Behandlungsansätze zur Linderung der Beschwerden und zur Verbesserung der Lebensqualität betroffener Personen.

2.3 Diagnostische Verfahren

Die Diagnose von Migräne ist ein komplexer Prozess, der eine sorgfältige Anamnese und verschiedene diagnostische Verfahren erfordert. Die genaue Identifizierung der Migräneform ist entscheidend für die Wahl der geeigneten Therapie und zur Vermeidung unnötiger Behandlungen. Ein umfassendes Verständnis der diagnostischen Verfahren trägt dazu bei, die Lebensqualität der Betroffenen zu verbessern.

Ein zentrales Element in der Diagnostik ist die ausführliche **Anamnese**. Hierbei werden nicht nur die Symptome, sondern auch deren Häufigkeit, Dauer und Intensität erfasst. Der Arzt fragt gezielt nach begleitenden Symptomen wie Übelkeit oder Lichtempfindlichkeit sowie nach möglichen Auslösern wie Stress oder bestimmten Nahrungsmitteln. Diese Informationen sind essenziell, um zwischen verschiedenen Kopfschmerzarten zu unterscheiden.

Zusätzlich zur Anamnese können **körperliche Untersuchungen** durchgeführt werden, um andere Ursachen für die Kopfschmerzen auszuschließen. Dazu gehören neurologische Tests, die Reflexe, Muskelkraft und Koordination überprüfen. In einigen Fällen kann eine bildgebende Diagnostik notwendig sein, insbesondere wenn atypische Symptome vorliegen oder wenn sich der Schmerz verändert hat.

Bildgebende Verfahren, wie beispielsweise eine Magnetresonanztomographie (MRT) oder Computertomographie (CT), können eingesetzt werden, um strukturelle Veränderungen im Gehirn auszuschließen. Diese Verfahren sind besonders wichtig bei Patienten mit neu aufgetretenen Kopfschmerzen oder bei solchen über 40 Jahren, um ernsthafte Erkrankungen wie Tumore oder Schlaganfälle auszuschließen.

Ein weiterer wichtiger Aspekt sind **Tagebuchaufzeichnungen**, in denen Patienten ihre Attacken dokumentieren können. Dies hilft nicht nur dem Arzt bei der Diagnose, sondern ermöglicht es den Betroffenen auch, Muster zu erkennen und mögliche Triggerfaktoren zu identifizieren. Solche Aufzeichnungen können wertvolle Hinweise auf den Verlauf und die Schwere der Migräne geben.

Insgesamt ist die Kombination aus Anamnese, körperlicher Untersuchung und gegebenenfalls bildgebenden Verfahren entscheidend für eine präzise Diagnose von Migräne. Durch diese systematische Herangehensweise kann eine individuelle Therapie entwickelt werden, die den spezifischen Bedürfnissen des Patienten gerecht wird.

Auslöser der Migräne

3.1 Stress als Auslöser

Stress ist ein weit verbreiteter und oft übersehener Auslöser für Migräneanfälle. Die Verbindung zwischen Stress und Migräne ist komplex und wird durch verschiedene physiologische und psychologische Mechanismen vermittelt. Stress kann sowohl akute als auch chronische Formen annehmen, wobei beide Arten das Risiko von Migräneattacken erhöhen können.

Akuter Stress, wie er beispielsweise bei Prüfungen oder wichtigen beruflichen Präsentationen auftritt, kann zu einer sofortigen Reaktion des Körpers führen. Diese Reaktion umfasst die Ausschüttung von Stresshormonen wie Adrenalin und Cortisol, die den Blutdruck erhöhen und die Muskelspannung steigern. Diese physiologischen Veränderungen können bei anfälligen Personen Migräne auslösen. Chronischer Stress hingegen, der durch anhaltende Belastungen im Alltag entsteht – sei es durch familiäre Probleme, finanzielle Sorgen oder Überlastung am Arbeitsplatz – hat einen kumulativen Effekt auf den Körper und kann langfristig zu einer erhöhten Anfälligkeit für Migräne führen.

Ein weiterer wichtiger Aspekt ist die individuelle Wahrnehmung von Stress. Menschen reagieren unterschiedlich auf stressige Situationen; was für den einen eine Herausforderung darstellt, kann für den anderen überwältigend sein. Diese subjektive Wahrnehmung beeinflusst nicht nur das emotionale Wohlbefinden, sondern auch die körperliche Gesundheit. Studien zeigen, dass Personen mit einem hohen Maß an emotionalem Stress signifikant häufiger unter Migräne leiden als solche mit besseren Bewältigungsmechanismen.

- **Entspannungstechniken:** Methoden wie Meditation, Yoga oder Atemübungen können helfen, den Stresspegel zu senken und somit das Risiko von Migräneanfällen zu reduzieren.
- **Zeitmanagement:** Eine bessere Organisation des Alltags kann helfen, stressige Situationen zu vermeiden oder besser damit umzugehen.
- **Soziale Unterstützung:** Der Austausch mit Freunden oder Familie kann emotionale Entlastung bieten und somit zur Linderung von Stress beitragen.

Zusammenfassend lässt sich sagen, dass der Umgang mit Stress eine entscheidende Rolle im Management von Migräne spielt. Durch gezielte Strategien zur Stressbewältigung können Betroffene ihre Lebensqualität erheblich verbessern und die Häufigkeit sowie Intensität ihrer Anfälle verringern.

3.2 Ernährung und Migräne

Die Ernährung spielt eine entscheidende Rolle bei der Entstehung und dem Verlauf von Migräneanfällen. Verschiedene Nahrungsmittel können als Trigger fungieren, während andere möglicherweise schützende Eigenschaften besitzen. Ein besseres Verständnis der Zusammenhänge zwischen Ernährung und Migräne kann Betroffenen helfen, ihre Anfälle zu reduzieren und die Lebensqualität zu verbessern.

Ein häufig genannter Auslöser sind Lebensmittel, die Tyramin enthalten, wie gereifter Käse, Wurstwaren oder fermentierte Produkte. Tyramin ist ein biogenes Amin, das in bestimmten Lebensmitteln vorkommt und bei empfindlichen Personen Migräne auslösen kann. Auch koffeinhaltige Getränke können sowohl positive als auch negative Effekte haben: Während moderate Mengen Koffein bei manchen Menschen Kopfschmerzen lindern können, kann ein plötzlicher Entzug zu Migräne führen.

Zusätzlich sind künstliche Süßstoffe wie Aspartam in den Fokus gerückt worden. Studien deuten darauf hin, dass diese Substanzen bei einigen Menschen Migräneanfälle hervorrufen können. Es ist wichtig für Betroffene, ihre individuelle Reaktion auf verschiedene Nahrungsmittel zu beobachten und ein Ernährungstagebuch zu führen, um potenzielle Trigger zu identifizieren.

Auf der anderen Seite gibt es auch Nahrungsmittel, die entzündungshemmende Eigenschaften besitzen und somit möglicherweise schützend wirken können. Dazu zählen fetter Fisch wie Lachs oder Makrele, die reich an Omega-3-Fettsäuren sind. Diese Fette haben nachweislich positive Effekte auf die allgemeine Gesundheit des Gehirns und könnten dazu beitragen, die Häufigkeit von Migräneanfällen zu verringern.

- **Hydration:** Eine ausreichende Flüssigkeitszufuhr ist essenziell; Dehydration kann ebenfalls einen Anfall auslösen.
- **Regelmäßige Mahlzeiten:** Unregelmäßige Essenszeiten oder das Auslassen von Mahlzeiten sollten vermieden werden, da sie den Blutzuckerspiegel destabilisieren können.
- **Nährstoffreiche Kost:** Eine ausgewogene Ernährung mit viel Obst, Gemüse und Vollkornprodukten unterstützt nicht nur die allgemeine Gesundheit sondern könnte auch zur Vorbeugung von Migräne beitragen.

Insgesamt zeigt sich, dass eine bewusste Auseinandersetzung mit der eigenen Ernährung für viele Menschen mit Migräne von Vorteil sein kann. Durch gezielte Anpassungen im Speiseplan lassen sich möglicherweise nicht nur Anfälle reduzieren, sondern auch das allgemeine Wohlbefinden steigern.

3.3 Hormonelle Veränderungen

Hormonelle Veränderungen sind ein bedeutender Auslöser für Migräneanfälle, insbesondere bei Frauen. Die Schwankungen im Hormonhaushalt, die während des Menstruationszyklus, der Schwangerschaft oder der Menopause auftreten, können die Anfälligkeit für Migräne erhöhen. Ein tiefes Verständnis dieser Zusammenhänge ist entscheidend für die Entwicklung von Präventionsstrategien und therapeutischen Ansätzen.

Ein besonders kritischer Zeitraum für viele Frauen ist die Zeit kurz vor und während der Menstruation. In dieser Phase sinkt der Östrogenspiegel abrupt, was bei empfindlichen Personen zu Migräne führen kann. Studien zeigen, dass etwa 60% der Frauen mit Migräne ihre Anfälle in dieser Zeit erleben. Diese hormonellen Schwankungen beeinflussen nicht nur die Schmerzempfindung, sondern auch die neuronale Erregbarkeit im Gehirn.

Darüber hinaus können hormonelle Verhütungsmittel sowohl positive als auch negative Auswirkungen auf Migräne haben. Während einige Frauen berichten, dass ihre Migräneanfälle durch die Einnahme von Antibabypillen gelindert werden, erleben andere eine Zunahme der Anfälle. Dies hängt oft von der Art des verwendeten Verhütungsmittels und den individuellen hormonellen Reaktionen ab.

Die Schwangerschaft stellt einen weiteren wichtigen Aspekt dar: Viele Frauen erfahren während der Schwangerschaft eine Verbesserung ihrer Migränesymptome aufgrund stabilerer Hormonspiegel. Allerdings kann es nach der Geburt zu einem Rückfall kommen, wenn sich das Hormonniveau wieder normalisiert. Auch hier zeigt sich die Komplexität des Zusammenspiels zwischen Hormonen und Migräne.

Insgesamt verdeutlicht dies die Notwendigkeit einer personalisierten Herangehensweise an die Behandlung von Migräne bei Frauen. Ein detailliertes Tagebuch über den Menstruationszyklus und das Auftreten von Migräneanfällen kann helfen, Muster zu erkennen und geeignete Maßnahmen zu ergreifen. Therapeutische Optionen wie hormonelle Therapien oder spezifische Medikamente sollten in enger Absprache mit einem Arzt evaluiert werden, um individuelle Bedürfnisse bestmöglich zu berücksichtigen.

4

Umweltfaktoren und Migräne

4.1 Wetterbedingungen

Wetterbedingungen spielen eine entscheidende Rolle bei der Auslösung von Migräneanfällen. Viele Betroffene berichten, dass bestimmte klimatische Veränderungen ihre Symptome verstärken oder sogar einen Anfall auslösen können. Diese Empfindlichkeit gegenüber Wetterveränderungen ist ein häufiges Phänomen und kann durch verschiedene Faktoren wie Temperatur, Luftdruck und Luftfeuchtigkeit beeinflusst werden.

Ein wesentlicher Aspekt sind plötzliche Temperaturschwankungen. Studien haben gezeigt, dass sowohl extreme Hitze als auch Kälte Migräneattacken begünstigen können. Hohe Temperaturen führen oft zu Dehydrierung, was wiederum Kopfschmerzen hervorrufen kann. Umgekehrt können kalte Witterungsbedingungen, insbesondere in Kombination mit starkem Wind, ebenfalls unangenehme Reaktionen im Körper hervorrufen.

Ein weiterer wichtiger Faktor ist der Luftdruck. Migränepatienten reagieren häufig empfindlich auf Änderungen des atmosphärischen Drucks, insbesondere bei einem schnellen Abfall des Drucks, wie er oft vor einem Sturm auftritt. Diese Druckveränderungen können die Blutgefäße im Gehirn beeinflussen und so zu einer erhöhten Wahrscheinlichkeit von Migräneanfällen führen.

Zusätzlich spielt die Luftfeuchtigkeit eine Rolle: Hohe Feuchtigkeitswerte können das Wohlbefinden beeinträchtigen und bei vielen Menschen Kopfschmerzen auslösen. Dies könnte teilweise auf die Auswirkungen von Schwüle zurückzuführen sein, die das Atmen erschwert und somit Stress für den Körper bedeutet.

- **Temperatur:** Extreme Hitze oder Kälte können Migräneanfälle auslösen.
- **Luftdruck:** Plötzliche Änderungen des atmosphärischen Drucks sind häufige Auslöser.
- **Luftfeuchtigkeit:** Hohe Feuchtigkeit kann das Wohlbefinden beeinträchtigen und Kopfschmerzen verursachen.

Daher ist es für Migränepatienten ratsam, Wettervorhersagen aufmerksam zu verfolgen und gegebenenfalls präventive Maßnahmen zu ergreifen, um sich vor möglichen Anfällen zu schützen. Dazu gehören ausreichende Flüssigkeitszufuhr an heißen Tagen oder das Tragen geeigneter Kleidung bei kaltem Wetter sowie das Vermeiden von Aktivitäten im Freien während extrem schwüler Tage.

4.2 Lärm- und Lichtempfindlichkeit

Lärm- und Lichtempfindlichkeit sind zwei häufige Begleiterscheinungen bei Migräne, die das Leben der Betroffenen erheblich beeinträchtigen können. Diese Empfindlichkeiten sind nicht nur unangenehm, sondern können auch als Auslöser für Migräneanfälle fungieren. Das Verständnis dieser Faktoren ist entscheidend, um geeignete Bewältigungsstrategien zu entwickeln.

Die Empfindlichkeit gegenüber Lärm, auch als Phonophobie bekannt, betrifft viele Migränepatienten. Bereits alltägliche Geräusche wie das Klingeln eines Telefons oder das Rauschen von Verkehr können bei Betroffenen Unbehagen auslösen und die Wahrscheinlichkeit eines Anfalls erhöhen. Studien haben gezeigt, dass laute Umgebungen den Stresspegel steigern und somit eine Kaskade von physiologischen Reaktionen hervorrufen können, die zu einer Migräne führen. Daher ist es für viele Patienten wichtig, ruhige Umgebungen aufzusuchen oder Ohrstöpsel zu verwenden, um sich vor übermäßiger Lärmbelastung zu schützen.

Ähnlich verhält es sich mit der Lichtempfindlichkeit oder Photophobie. Helles Licht kann bei vielen Menschen mit Migräne sofortige Beschwerden hervorrufen und sogar einen Anfall auslösen. Besonders grelles Sonnenlicht oder flackernde Bildschirme sind problematisch. Die Überstimulation der Augen kann zu einer erhöhten Aktivität im Gehirn führen, was wiederum die Schmerzrezeptoren aktiviert. Dunkle Räume oder spezielle Sonnenbrillen können hier Abhilfe schaffen und helfen, die Symptome zu lindern.

Zusätzlich gibt es Hinweise darauf, dass bestimmte Lichtarten – wie fluoreszierendes Licht – besonders problematisch sein können. Diese Art von Beleuchtung erzeugt ein Flimmern, das oft unbemerkt bleibt, aber dennoch eine Belastung für empfindliche Personen darstellt. In solchen Fällen kann der Einsatz von warmem Licht oder dimmbaren Lampen in Wohn- und Arbeitsbereichen hilfreich sein.

Insgesamt ist es für Migränepatienten ratsam, ihre Umgebung aktiv zu gestalten und sowohl Lärm als auch Lichtquellen bewusst zu steuern. Durch präventive Maßnahmen wie das Vermeiden lauter Orte oder das Tragen von Sonnenbrillen in hellen Umgebungen kann die Lebensqualität erheblich verbessert werden.

4.3 Chemikalien und Gerüche

Die Empfindlichkeit gegenüber Chemikalien und Gerüchen ist ein oft übersehener, aber bedeutender Faktor bei der Auslösung von Migräneanfällen. Viele Betroffene berichten, dass bestimmte Düfte oder chemische Substanzen ihre Symptome verstärken oder sogar einen Anfall auslösen können. Diese Reaktionen sind nicht nur unangenehm, sondern können auch die Lebensqualität erheblich beeinträchtigen.

Zu den häufigsten Auslösern gehören starke Parfums, Reinigungsmittel, Farben und Lösungsmittel. Diese Produkte enthalten flüchtige organische Verbindungen (VOCs), die in der Luft verdampfen und bei empfindlichen Personen zu einer Überempfindlichkeitsreaktion führen können. Studien haben gezeigt, dass das Einatmen solcher Chemikalien eine Entzündungsreaktion im Körper hervorrufen kann, die wiederum Migräneanfälle begünstigt.

Ein weiterer Aspekt ist die individuelle Variabilität in der Reaktion auf verschiedene Gerüche. Während einige Menschen beispielsweise auf Zitrusdüfte positiv reagieren, empfinden andere sie als unangenehm und auslösend. Dies macht es für Migränepatienten wichtig, ihre persönlichen Trigger zu identifizieren und zu vermeiden. Eine Möglichkeit zur Identifikation dieser Auslöser besteht darin, ein Migränetagebuch zu führen, in dem sowohl die auftretenden Symptome als auch die umgebenden Gerüche dokumentiert werden.

Zusätzlich sollten Betroffene darauf achten, ihre Umgebung so schadstofffrei wie möglich zu gestalten. Der Einsatz von natürlichen Reinigungsmitteln oder das Vermeiden von stark parfümierten Produkten kann helfen, das Risiko eines Anfalls zu minimieren. Auch das Lüften von Räumen nach dem Gebrauch chemischer Produkte ist eine sinnvolle Maßnahme zur Reduzierung der Exposition gegenüber schädlichen Substanzen.

Insgesamt zeigt sich, dass Chemikalien und Gerüche eine wesentliche Rolle im Kontext von Migräne spielen können. Durch präventive Maßnahmen und ein besseres Verständnis der eigenen Empfindlichkeiten lässt sich die Lebensqualität vieler Betroffener erheblich verbessern.

5

Praktische Tipps zur Auslöservermeidung

5.1 Identifikation persönlicher Auslöser

Die Identifikation persönlicher Auslöser ist ein entscheidender Schritt für Migränepatienten, um die Häufigkeit und Intensität ihrer Anfälle zu reduzieren. Jeder Mensch reagiert unterschiedlich auf verschiedene Faktoren, weshalb es wichtig ist, individuelle Auslöser zu erkennen und zu dokumentieren. Diese Erkenntnisse ermöglichen es den Betroffenen, gezielte Maßnahmen zur Vermeidung von Migräneanfällen zu ergreifen.

Ein effektiver Ansatz zur Identifikation dieser Auslöser besteht darin, ein Migränetagebuch zu führen. In diesem Tagebuch sollten Patienten nicht nur die Zeitpunkte ihrer Anfälle festhalten, sondern auch begleitende Umstände wie Ernährung, Schlafmuster, Stresslevel und körperliche Aktivitäten dokumentieren. Durch diese detaillierte Aufzeichnung können Muster erkannt werden, die auf spezifische Trigger hinweisen.

- **Ernährung:** Viele Menschen stellen fest, dass bestimmte Nahrungsmittel oder Getränke wie Schokolade, Käse oder Alkohol ihre Migräne auslösen können. Eine bewusste Ernährung kann helfen, diese Trigger zu vermeiden.
- **Stress:** Stress ist einer der häufigsten Auslöser für Migräneanfälle. Techniken zur Stressbewältigung wie Meditation oder Yoga können hilfreich sein.
- **Umweltfaktoren:** Helligkeit, Lärm und Wetterveränderungen sind weitere potenzielle Auslöser. Das Erkennen dieser Faktoren kann dazu beitragen, sich in stressigen Situationen besser vorzubereiten.

Zudem spielen hormonelle Veränderungen eine bedeutende Rolle bei vielen Frauen mit Migräne. Zyklusbedingte Schwankungen können Anfälle auslösen; daher ist es ratsam, auch den Menstruationszyklus im Tagebuch festzuhalten. Ein weiterer Aspekt sind Medikamente: Einige Arzneimittel können als Nebenwirkung Migräne hervorrufen oder verstärken.

Letztlich ist die Identifikation persönlicher Auslöser ein dynamischer Prozess. Es erfordert Geduld und Aufmerksamkeit sowie möglicherweise Unterstützung durch Fachleute wie Neurologen oder Ernährungsberater. Die aktive Auseinandersetzung mit den eigenen Symptomen und deren Ursachen kann nicht nur helfen, Anfälle zu vermeiden, sondern auch das allgemeine Wohlbefinden erheblich steigern.

5.2 Strategien zur Vermeidung von Stress

Stressbewältigung ist ein zentraler Aspekt für Migränepatienten, da Stress einer der häufigsten Auslöser für Anfälle ist. Die Entwicklung effektiver Strategien zur Stressvermeidung kann nicht nur die Häufigkeit und Intensität der Migräneanfälle reduzieren, sondern auch das allgemeine Wohlbefinden steigern. In diesem Abschnitt werden verschiedene Ansätze vorgestellt, die helfen können, Stress im Alltag zu minimieren.

Eine bewährte Methode zur Stressreduktion ist die regelmäßige Praxis von Entspannungstechniken. Dazu gehören Methoden wie **Atemübungen**, **Meditation** und **Progressive Muskelentspannung**. Diese Techniken fördern nicht nur die körperliche Entspannung, sondern helfen auch dabei, den Geist zu beruhigen und negative Gedankenmuster zu durchbrechen. Studien haben gezeigt, dass bereits kurze tägliche Einheiten dieser Praktiken signifikante positive Effekte auf das Stressniveau haben können.

Ein weiterer wichtiger Aspekt ist die **Zeitmanagement**. Oft entsteht Stress durch Überlastung oder unzureichende Planung. Das Setzen realistischer Ziele und Prioritäten kann helfen, den Überblick zu behalten und Überforderung zu vermeiden. Eine strukturierte Tagesplanung mit Pausen für Erholung kann dazu beitragen, den Druck zu verringern und Raum für spontane Aktivitäten oder Entspannung zu schaffen.

Soziale Unterstützung spielt ebenfalls eine entscheidende Rolle bei der Stressbewältigung. Der Austausch mit Freunden oder Familie kann emotionale Entlastung bieten und hilft dabei, Perspektiven zu wechseln. Gruppenaktivitäten oder gemeinsame Hobbys fördern nicht nur soziale Bindungen, sondern wirken sich auch positiv auf das psychische Wohlbefinden aus.

Schließlich sollte auch auf die körperliche Gesundheit geachtet werden. Regelmäßige Bewegung hat nachweislich einen positiven Einfluss auf das Stresslevel. Sportarten wie Yoga oder Tai Chi kombinieren körperliche Aktivität mit Achtsamkeit und sind besonders effektiv in der Stressreduktion. Eine ausgewogene Ernährung trägt ebenfalls dazu bei, den Körper widerstandsfähiger gegen stressbedingte Reaktionen zu machen.

Insgesamt erfordert die Vermeidung von Stress eine individuelle Herangehensweise sowie Geduld und Übung. Durch die Implementierung dieser Strategien können Migränepatienten nicht nur ihre Anfallshäufigkeit reduzieren, sondern auch ein erfüllteres Leben führen.

5.3 Anpassung der Ernährung

Die Ernährung spielt eine entscheidende Rolle bei der Vermeidung von Migräneanfällen. Eine bewusste Anpassung der Essgewohnheiten kann nicht nur die Häufigkeit und Intensität der Anfälle reduzieren, sondern auch das allgemeine Wohlbefinden fördern. In diesem Abschnitt werden verschiedene Aspekte beleuchtet, die helfen können, die Ernährung gezielt zu optimieren.

Ein zentraler Punkt ist die Identifikation von **lebensmittelbedingten Auslösern**. Viele Migränepatienten berichten von spezifischen Nahrungsmitteln, die ihre Anfälle triggern. Dazu gehören häufig Schokolade, Käse, Alkohol und koffeinhaltige Getränke. Es empfiehlt sich, ein **Essenstagebuch** zu führen, um Zusammenhänge zwischen dem Konsum bestimmter Lebensmittel und dem Auftreten von Migräneanfällen zu erkennen. Durch das gezielte Meiden dieser Auslöser kann eine signifikante Verbesserung erzielt werden.

Darüber hinaus ist es wichtig, auf eine **ausgewogene Ernährung** zu achten. Eine Vielzahl an Obst und Gemüse liefert essentielle Vitamine und Mineralstoffe, die zur allgemeinen Gesundheit beitragen können. Insbesondere Magnesiumreiche Lebensmittel wie Nüsse, Samen und Vollkornprodukte haben sich als vorteilhaft erwiesen. Studien zeigen einen Zusammenhang zwischen einem niedrigen Magnesiumspiegel und einer erhöhten Anfälligkeit für Migräne.

Die Regelmäßigkeit der Mahlzeiten spielt ebenfalls eine wesentliche Rolle. Unregelmäßige Essenszeiten oder das Auslassen von Mahlzeiten können den Blutzuckerspiegel destabilisieren und somit Migräneanfälle begünstigen. Es wird empfohlen, kleine, ausgewogene Mahlzeiten über den Tag verteilt einzunehmen, um den Blutzuckerspiegel konstant zu halten.

- Achten Sie auf ausreichende Flüssigkeitszufuhr: Dehydration kann ebenfalls ein Trigger sein.
- Vermeiden Sie stark verarbeitete Lebensmittel: Diese enthalten oft Konservierungsstoffe oder Geschmacksverstärker wie Glutamat.
- Konsultieren Sie einen Ernährungsberater: Eine individuelle Beratung kann helfen, persönliche Bedürfnisse besser zu verstehen.

Insgesamt zeigt sich, dass eine bewusste Anpassung der Ernährung nicht nur zur Vermeidung von Migräne beitragen kann, sondern auch das allgemeine Wohlbefinden steigert. Die Implementierung dieser Strategien erfordert Zeit und Geduld, doch sie können langfristig positive Effekte auf die Lebensqualität haben.

6
Schmerzlinderung durch Medikamente

6.1 Akute Behandlungen

Akute Behandlungen sind entscheidend für die Linderung von Migränesymptomen, da sie darauf abzielen, die Intensität und Dauer eines Anfalls zu reduzieren. Diese Behandlungsansätze sind besonders wichtig, da Migräneanfälle oft plötzlich auftreten und die Lebensqualität der Betroffenen erheblich beeinträchtigen können. Die Wahl der richtigen akuten Therapie hängt von verschiedenen Faktoren ab, einschließlich der Schwere des Anfalls, der individuellen Reaktion auf Medikamente und möglicher Begleiterkrankungen.

Zu den häufigsten Medikamenten zur akuten Behandlung gehören nichtsteroidale Antirheumatika (NSAR) wie Ibuprofen oder Naproxen sowie spezifische Migränemedikamente wie Triptane. Triptane wirken gezielt auf die Serotoninrezeptoren im Gehirn und helfen dabei, die Blutgefäße zu verengen, was eine schnelle Linderung der Schmerzen bewirken kann. Es ist jedoch wichtig zu beachten, dass Triptane nicht für jeden geeignet sind; Patienten mit bestimmten Herz-Kreislauf-Erkrankungen sollten diese Medikamente meiden.

Ein weiterer Ansatz in der akuten Behandlung ist die Verwendung von Ergotaminpräparaten. Diese Medikamente sind besonders wirksam bei schweren Anfällen und können auch in Kombination mit Koffein eingenommen werden, um ihre Wirkung zu verstärken. Neben diesen medikamentösen Optionen gibt es auch alternative Therapien wie Akupunktur oder biofeedbackbasierte Techniken, die bei einigen Patienten positive Ergebnisse zeigen können.

Die richtige Anwendung dieser Medikamente erfordert ein gewisses Maß an Wissen über deren Wirkungsweise sowie mögliche Nebenwirkungen. Daher ist es ratsam, dass Patienten eng mit ihrem Arzt zusammenarbeiten, um einen individuellen Behandlungsplan zu entwickeln. Eine frühzeitige Einnahme der Medikamente kann entscheidend sein; viele Experten empfehlen daher, bereits bei den ersten Anzeichen eines Anfalls aktiv zu werden.

Zusammenfassend lässt sich sagen, dass akute Behandlungen eine zentrale Rolle im Management von Migräne spielen. Durch das Verständnis der verfügbaren Optionen und deren korrekter Anwendung können Betroffene ihre Symptome effektiv kontrollieren und ihre Lebensqualität verbessern.

6.2 Prophylaktische Therapien

Prophylaktische Therapien spielen eine entscheidende Rolle im Management von Migräne, da sie darauf abzielen, die Häufigkeit und Schwere der Anfälle zu reduzieren. Diese Behandlungsansätze sind besonders wichtig für Patienten, die häufige oder sehr belastende Migräneanfälle erleben. Durch die frühzeitige Intervention können nicht nur akute Symptome gemildert werden, sondern auch langfristige Verbesserungen in der Lebensqualität erzielt werden.

Zu den gängigen prophylaktischen Medikamenten gehören Betablocker wie Propranolol und Metoprolol, die sich als wirksam erwiesen haben, um die Anzahl der Anfälle zu verringern. Diese Medikamente wirken durch die Hemmung bestimmter Rezeptoren im Körper, was zu einer Stabilisierung des Blutdrucks und einer Verringerung der Migränesymptome führt. Ein weiterer wichtiger Ansatz sind Antidepressiva wie Amitriptylin, die ebenfalls zur Vorbeugung eingesetzt werden können. Sie beeinflussen das Serotoninsystem im Gehirn und tragen dazu bei, das Schmerzempfinden zu regulieren.

Zusätzlich kommen Antikonvulsiva wie Topiramat und Valproat zum Einsatz. Diese Medikamente wurden ursprünglich zur Behandlung von Epilepsie entwickelt, haben sich jedoch auch als effektiv in der Migräneprophylaxe erwiesen. Ihre Wirkungsweise beruht auf der Stabilisierung neuronaler Aktivität und der Reduzierung übermäßiger Erregung im Gehirn.

- **Botulinumtoxin:** Eine neuere Option ist die Injektion von Botulinumtoxin A (Botox), das bei chronischer Migräne eingesetzt wird. Studien zeigen vielversprechende Ergebnisse hinsichtlich der Reduktion von Anfallshäufigkeit.
- **Pflanzliche Präparate:** Einige Patienten berichten von positiven Effekten durch pflanzliche Mittel wie Butterbur oder Feverfew (Mutterkraut), obwohl weitere Forschung notwendig ist, um deren Wirksamkeit zu bestätigen.

Die Wahl der geeigneten prophylaktischen Therapie sollte individuell erfolgen und hängt von verschiedenen Faktoren ab, einschließlich Begleiterkrankungen und möglichen Nebenwirkungen. Eine enge Zusammenarbeit mit einem Arzt ist unerlässlich, um den optimalen Behandlungsplan zu entwickeln und gegebenenfalls Anpassungen vorzunehmen.

6.3 Nebenwirkungen von Medikamenten

Nebenwirkungen von Medikamenten sind ein zentrales Thema in der Schmerztherapie, insbesondere bei der Behandlung von Migräne. Diese unerwünschten Effekte können die Lebensqualität der Patienten erheblich beeinträchtigen und stellen oft eine Herausforderung für Ärzte dar, die den optimalen Behandlungsansatz finden müssen. Es ist wichtig, dass sowohl Patienten als auch medizinisches Fachpersonal sich der möglichen Nebenwirkungen bewusst sind, um informierte Entscheidungen über die Therapie zu treffen.

Die Art und Schwere der Nebenwirkungen variieren je nach Medikamentenklasse. Beispielsweise können Betablocker wie Propranolol und Metoprolol häufig Müdigkeit, Schwindel oder Schlafstörungen verursachen. Diese Symptome resultieren aus ihrer Wirkung auf das Herz-Kreislauf-System und das zentrale Nervensystem. Bei Antidepressiva wie Amitriptylin sind häufige Nebenwirkungen Gewichtszunahme, Mundtrockenheit und Verstopfung zu beobachten. Diese Effekte können besonders problematisch sein, wenn sie die Compliance des Patienten zur Therapie beeinträchtigen.

Antikonvulsiva wie Topiramat haben ebenfalls ihre eigenen spezifischen Nebenwirkungen, darunter kognitive Beeinträchtigungen und ein erhöhtes Risiko für Nierensteine. Die Möglichkeit solcher schwerwiegenden Nebenwirkungen erfordert eine sorgfältige Überwachung durch den behandelnden Arzt sowie regelmäßige Gespräche mit dem Patienten über seine Erfahrungen mit der Medikation.

- **Botulinumtoxin:** Obwohl es vielversprechende Ergebnisse bei der Behandlung chronischer Migräne zeigt, können auch hier lokale Schmerzen an der Injektionsstelle oder grippeähnliche Symptome auftreten.
- **Pflanzliche Präparate:** Während viele Patienten positive Erfahrungen mit pflanzlichen Mitteln machen, ist die Forschung zu deren Sicherheit und Wirksamkeit noch nicht ausreichend abgeschlossen.

Ein weiterer wichtiger Aspekt ist die Wechselwirkung zwischen verschiedenen Medikamenten. Viele Migränepatienten nehmen mehrere Medikamente gleichzeitig ein, was das Risiko für unerwünschte Wirkungen erhöhen kann. Daher ist eine enge Zusammenarbeit zwischen Patient und Arzt entscheidend, um mögliche Risiken zu minimieren und gegebenenfalls Anpassungen im Therapieplan vorzunehmen.

7
Alternative Therapien bei Migräne

7.1 Akupunktur und Akupressur

Akupunktur und Akupressur sind zwei alternative Therapien, die zunehmend als wirksame Methoden zur Linderung von Migränesymptomen anerkannt werden. Diese Techniken stammen aus der traditionellen chinesischen Medizin und basieren auf der Annahme, dass das Gleichgewicht von Energieflüssen im Körper entscheidend für die Gesundheit ist. Bei Migränepatienten kann eine Störung dieser Energieflüsse zu den schmerzhaften Anfällen führen.

Die Akupunktur beinhaltet das Einstechen feiner Nadeln an spezifischen Punkten des Körpers, um den Energiefluss zu harmonisieren und Schmerzen zu lindern. Studien haben gezeigt, dass Akupunktur bei vielen Patienten die Häufigkeit und Intensität von Migräneanfällen signifikant reduzieren kann. Eine Untersuchung ergab, dass Patienten, die regelmäßig akupunktiert wurden, weniger Anfälle erlebten und eine verbesserte Lebensqualität berichteten.

Akupressur hingegen nutzt Druck an denselben Punkten wie die Akupunktur, jedoch ohne Nadeln. Diese Methode ist besonders attraktiv für Menschen, die Angst vor Nadeln haben oder eine sofortige Selbsthilfe suchen. Durch gezielten Druck auf bestimmte Punkte am Körper können Verspannungen gelöst und Schmerzen gelindert werden. Viele Betroffene berichten von einer spürbaren Erleichterung nach nur wenigen Minuten der Anwendung.

Ein weiterer Vorteil beider Methoden ist ihre geringe Nebenwirkungsrate im Vergleich zu herkömmlichen Schmerzmitteln. Während Medikamente oft unerwünschte Effekte mit sich bringen können, sind Akupunktur und Akupressur in der Regel gut verträglich. Zudem fördern sie ein allgemeines Wohlbefinden und können Stress abbauen – ein bekannter Auslöser für Migräneanfälle.

Es ist wichtig zu beachten, dass nicht alle Patienten gleich auf diese Therapien reagieren. Daher sollte jeder Betroffene individuell entscheiden, ob er diese alternativen Ansätze ausprobieren möchte. Die Kombination von Akupunktur oder Akupressur mit anderen Behandlungsformen könnte zudem synergistische Effekte erzeugen und die Behandlungsergebnisse weiter verbessern.

7.2 Homöopathie und pflanzliche Mittel

Die Homöopathie und der Einsatz pflanzlicher Mittel gewinnen zunehmend an Bedeutung in der Behandlung von Migräne. Diese alternativen Ansätze bieten eine sanfte Möglichkeit, die Symptome zu lindern und die Lebensqualität der Betroffenen zu verbessern, ohne die Nebenwirkungen, die oft mit herkömmlichen Medikamenten verbunden sind.

In der Homöopathie wird davon ausgegangen, dass „Ähnliches durch Ähnliches geheilt werden kann". Dies bedeutet, dass Substanzen, die bei einer gesunden Person Symptome hervorrufen würden, in stark verdünnter Form bei einer kranken Person zur Heilung eingesetzt werden können. Zu den häufig verwendeten homöopathischen Mitteln bei Migräne gehören **Belladonna**, **Nux vomica** und **Ignatia**. Diese Mittel zielen darauf ab, spezifische Symptome wie Übelkeit oder Lichtempfindlichkeit zu adressieren und können individuell angepasst werden.

Pflanzliche Mittel spielen ebenfalls eine zentrale Rolle in der alternativen Therapie von Migräne. Kräuter wie **Pfefferminze**, **Ingwer** und **Butterblume** haben sich als wirksam erwiesen. Pfefferminzöl beispielsweise kann durch seine kühlende Wirkung auf die Haut helfen, Kopfschmerzen zu lindern. Ingwer hat entzündungshemmende Eigenschaften und kann Übelkeit reduzieren, was für viele Migränepatienten von Vorteil ist.

Zudem gibt es Hinweise darauf, dass bestimmte Nahrungsergänzungsmittel wie **Magnesium**, **Riboflavin (Vitamin B2)** und **Cochlearia officinalis (Schneeball)** präventiv wirken können. Studien zeigen, dass eine regelmäßige Einnahme dieser Substanzen dazu beitragen kann, die Häufigkeit von Migräneanfällen zu verringern.

Trotz ihrer potenziellen Vorteile ist es wichtig zu betonen, dass nicht alle Patienten gleich auf homöopathische oder pflanzliche Behandlungen reagieren. Eine individuelle Beratung durch einen erfahrenen Therapeuten ist ratsam, um geeignete Mittel auszuwählen und mögliche Wechselwirkungen mit anderen Medikamenten zu vermeiden. Die Kombination dieser alternativen Therapien mit konventionellen Behandlungsansätzen könnte synergistische Effekte erzeugen und somit die Behandlungsergebnisse weiter verbessern.

7.3 Biofeedback-Techniken

Biofeedback-Techniken stellen eine innovative und nicht-invasive Methode dar, um Migräne zu behandeln und die Kontrolle über körperliche Funktionen zu verbessern. Diese Therapieform basiert auf der Idee, dass Patienten lernen können, physiologische Prozesse wie Muskelspannung, Herzfrequenz oder Hauttemperatur bewusst zu steuern. Durch das Feedback von speziellen Geräten erhalten die Betroffenen Informationen über ihren Körper in Echtzeit, was ihnen hilft, Stress abzubauen und präventiv gegen Migräne vorzugehen.

Ein zentraler Aspekt des Biofeedbacks ist die Entspannungstechnik. Viele Migränepatienten berichten von einer erhöhten Anfälligkeit für Kopfschmerzen in stressigen Situationen. Durch gezielte Übungen zur Muskelentspannung und Atemkontrolle können Patienten lernen, ihre Reaktionen auf Stressoren zu regulieren. Studien haben gezeigt, dass regelmäßige Biofeedback-Sitzungen signifikant zur Reduzierung der Häufigkeit und Intensität von Migräneanfällen beitragen können.

Die Anwendung von Biofeedback erfolgt häufig in Kombination mit anderen Therapien. Beispielsweise kann es zusammen mit kognitiver Verhaltenstherapie eingesetzt werden, um den Patienten nicht nur bei der physischen Entspannung zu unterstützen, sondern auch bei der Bewältigung emotionaler Auslöser für Migräne. Die Integration dieser Techniken fördert ein ganzheitliches Verständnis der eigenen Gesundheit und stärkt das Selbstmanagement.

Ein weiterer Vorteil von Biofeedback ist die Individualisierbarkeit der Behandlung. Jeder Patient hat unterschiedliche Auslöser für seine Migräne; daher kann das Training an spezifische Bedürfnisse angepasst werden. Einige Geräte bieten beispielsweise spezielle Programme zur Überwachung der Muskelaktivität im Nacken- und Schulterbereich – Regionen, die oft Verspannungen verursachen und somit Migräne begünstigen.

Trotz ihrer Vorteile ist es wichtig zu beachten, dass Biofeedback nicht als alleinige Therapie betrachtet werden sollte. Eine umfassende Behandlung sollte immer auch andere Ansätze wie medikamentöse Therapien oder Lebensstiländerungen umfassen. Dennoch bietet Biofeedback eine vielversprechende Ergänzung im Kampf gegen Migräne und trägt dazu bei, das allgemeine Wohlbefinden der Betroffenen zu steigern.

8

Entspannungstechniken zur Schmerzbewältigung

8.1 Atemübungen

Atemübungen sind eine wesentliche Technik zur Schmerzbewältigung, insbesondere für Menschen, die unter Migräne leiden. Sie bieten nicht nur eine Möglichkeit, den Körper zu entspannen, sondern helfen auch dabei, den Geist zu beruhigen und Stress abzubauen. Durch gezielte Atemtechniken können Betroffene lernen, ihre Atmung zu kontrollieren und dadurch Schmerzen besser zu bewältigen.

Die Bedeutung der Atmung in stressreichen Situationen kann nicht unterschätzt werden. Oft neigen Menschen dazu, flach und schnell zu atmen, was die Anspannung erhöht und das Schmerzempfinden verstärken kann. Atemübungen fördern eine tiefere und gleichmäßigere Atmung, was sich positiv auf das Nervensystem auswirkt und die allgemeine Entspannung fördert.

Eine einfache aber effektive Technik ist die Bauchatmung. Bei dieser Methode wird der Fokus auf das Heben und Senken des Bauches gelegt. Um dies zu praktizieren, setzt man sich bequem hin oder legt sich hin und platziert eine Hand auf den Bauch. Beim Einatmen durch die Nase sollte sich der Bauch heben; beim Ausatmen durch den Mund senkt er sich wieder. Diese Übung kann mehrmals täglich durchgeführt werden und hilft dabei, Spannungen abzubauen.

- **4-7-8 Atemtechnik:** Diese Methode beinhaltet das Einatmen durch die Nase für 4 Sekunden, das Halten des Atems für 7 Sekunden und das langsame Ausatmen durch den Mund für 8 Sekunden. Diese Technik hat sich als besonders hilfreich erwiesen, um Angstzustände zu reduzieren.
- **Wechselatmung:** Hierbei wird abwechselnd ein Nasenloch geschlossen während man durch das andere einatmet. Dies fördert die Balance im Körper und kann helfen, Kopfschmerzen zu lindern.
- **Tiefes Ausatmen:** Nach einem tiefen Einatmen sollte man bewusst lange ausatmen. Dies aktiviert den Parasympathikus und fördert einen Zustand tiefer Entspannung.

Zusammenfassend lässt sich sagen, dass Atemübungen eine wertvolle Ergänzung zur Schmerzbewältigung bei Migräne darstellen können. Sie sind einfach anzuwenden und benötigen keine speziellen Hilfsmittel oder viel Zeit. Regelmäßige Praxis kann nicht nur akute Schmerzen lindern, sondern auch langfristig zur Verbesserung des allgemeinen Wohlbefindens beitragen.

8.2 Meditation und Achtsamkeit

Die Praktiken der Meditation und Achtsamkeit haben sich als äußerst wirksam in der Schmerzbewältigung erwiesen. Sie bieten nicht nur eine Möglichkeit, den Geist zu beruhigen, sondern fördern auch die körperliche Entspannung und helfen dabei, das Schmerzempfinden zu reduzieren. In einer Welt, die oft von Stress und Hektik geprägt ist, können diese Techniken dazu beitragen, ein Gefühl der inneren Ruhe und Gelassenheit zu entwickeln.

Meditation umfasst verschiedene Techniken, die darauf abzielen, den Geist zu fokussieren und in einen Zustand tiefer Entspannung zu versetzen. Eine weit verbreitete Methode ist die geführte Meditation, bei der eine Stimme Anweisungen gibt und den Praktizierenden durch eine entspannende Reise führt. Diese Form kann besonders hilfreich sein für Menschen mit chronischen Schmerzen, da sie es ermöglicht, sich auf positive Bilder oder Gedanken zu konzentrieren und so von den Schmerzen abzulenken.

Achtsamkeit hingegen bedeutet, im gegenwärtigen Moment präsent zu sein und Gedanken sowie Empfindungen ohne Urteil wahrzunehmen. Diese Praxis kann helfen, negative Denkmuster zu durchbrechen und das Bewusstsein für den eigenen Körper zu schärfen. Studien zeigen, dass Achtsamkeitsmeditation nicht nur das allgemeine Wohlbefinden steigert, sondern auch spezifische Schmerzerfahrungen positiv beeinflussen kann.

Ein Beispiel für eine einfache Achtsamkeitsübung ist die Body-Scan-Meditation. Hierbei wird der Fokus nacheinander auf verschiedene Körperteile gelegt, um Spannungen wahrzunehmen und loszulassen. Diese Technik fördert nicht nur die Entspannung des Körpers, sondern hilft auch dabei, ein besseres Verständnis für eigene Schmerzempfindungen zu entwickeln.

Zusammenfassend lässt sich sagen, dass Meditation und Achtsamkeit wertvolle Werkzeuge zur Schmerzbewältigung darstellen. Durch regelmäßige Praxis können Betroffene lernen, ihre Reaktionen auf Schmerzen besser zu steuern und ein höheres Maß an Lebensqualität zurückzugewinnen. Die Integration dieser Techniken in den Alltag erfordert zwar Disziplin und Geduld, doch die positiven Effekte sind es wert.

8.3 Yoga für Migränepatienten

Yoga hat sich als eine vielversprechende Methode zur Linderung von Migränesymptomen etabliert. Die Kombination aus körperlicher Bewegung, Atemtechniken und Meditation fördert nicht nur die körperliche Gesundheit, sondern auch das emotionale Wohlbefinden. Für Migränepatienten kann Yoga helfen, Stress abzubauen, Verspannungen zu lösen und die allgemeine Lebensqualität zu verbessern.

Ein zentraler Aspekt des Yoga ist die Förderung der Achtsamkeit und der Körperwahrnehmung. Durch gezielte Übungen lernen Praktizierende, auf ihre Körpersignale zu hören und Spannungen frühzeitig wahrzunehmen. Dies kann besonders wichtig sein für Menschen, die häufig unter Migräne leiden, da Stress und Anspannung oft Auslöser für Anfälle sind. Eine regelmäßige Yogapraxis kann dazu beitragen, diese Auslöser besser zu erkennen und zu vermeiden.

Bestimmte Yoga-Posen sind besonders vorteilhaft für Migränepatienten. Dazu gehören sanfte Dehnübungen wie der „Kindeshaltung" oder „Katzen-Kuh-Stellung", die Verspannungen im Nacken- und Schulterbereich lösen können. Auch Atemübungen (Pranayama) spielen eine entscheidende Rolle: Sie fördern die Entspannung des Nervensystems und können helfen, akute Schmerzepisoden abzumildern.

Darüber hinaus zeigt Forschung, dass Yoga auch positive Auswirkungen auf den Schlaf hat – ein weiterer wichtiger Faktor bei der Migränebewältigung. Ein erholsamer Schlaf kann dazu beitragen, die Häufigkeit und Intensität von Migräneanfällen zu reduzieren. Die Integration von Entspannungstechniken wie dem „Savasana" (Leichenhaltung) am Ende einer Yogastunde unterstützt diesen Prozess zusätzlich.

Zusammenfassend lässt sich sagen, dass Yoga eine wertvolle Ergänzung zur Schmerzbewältigung bei Migräne darstellen kann. Durch regelmäßige Praxis können Betroffene nicht nur ihre körperlichen Symptome lindern, sondern auch ein besseres Verständnis für ihren Körper entwickeln und somit aktiv an ihrer Gesundheit arbeiten. Es ist jedoch ratsam, vor Beginn einer neuen Übungspraxis Rücksprache mit einem Arzt oder Therapeuten zu halten.

9
Lebensstiländerungen zur Verbesserung der Gesundheit

9.1 Ernährungstipps für Betroffene

Die Ernährung spielt eine entscheidende Rolle im Leben von Menschen, die an Migräne leiden. Eine ausgewogene und bewusste Ernährung kann nicht nur dazu beitragen, die Häufigkeit und Intensität der Anfälle zu reduzieren, sondern auch das allgemeine Wohlbefinden zu steigern. Es ist wichtig, dass Betroffene sich mit den Nahrungsmitteln auseinandersetzen, die potenzielle Auslöser darstellen können, sowie mit solchen, die positive Effekte auf den Körper haben.

Ein zentraler Aspekt ist die Identifikation individueller Trigger. Viele Migränepatienten berichten von bestimmten Lebensmitteln, die ihre Symptome auslösen. Zu den häufigsten Auslösern gehören **Schokolade**, **Käse**, **Alkohol** und **Koffein**. Daher empfiehlt es sich, ein Ernährungstagebuch zu führen, um herauszufinden, welche Nahrungsmittel möglicherweise problematisch sind.

- **Regelmäßige Mahlzeiten:** Unregelmäßige Essenszeiten können Migräneanfälle begünstigen. Es ist ratsam, feste Essenszeiten einzuhalten und kleine Snacks zwischen den Hauptmahlzeiten einzuplanen.
- **Hydration:** Eine ausreichende Flüssigkeitszufuhr ist essenziell. Dehydration kann Kopfschmerzen verstärken; daher sollten mindestens 1,5 bis 2 Liter Wasser täglich konsumiert werden.
- **Nährstoffreiche Lebensmittel:** Vollkornprodukte, frisches Obst und Gemüse sowie mageres Protein sollten bevorzugt werden. Diese Nahrungsmittel liefern wichtige Vitamine und Mineralstoffe, die zur allgemeinen Gesundheit beitragen.

Zudem gibt es bestimmte Lebensmittelgruppen, die entzündungshemmende Eigenschaften besitzen und somit hilfreich sein können. Dazu zählen beispielsweise **Fettreiche Fische**, wie Lachs oder Makrele, sowie **Nüsse**, insbesondere Walnüsse und Mandeln. Auch Gewürze wie **Kurkuma** und **Ingwer** haben nachweislich positive Effekte auf Entzündungen im Körper.

Letztlich sollte jeder Betroffene individuell herausfinden, welche Ernährungsstrategien am besten funktionieren. Die Zusammenarbeit mit einem Ernährungsberater kann hierbei wertvolle Unterstützung bieten. Durch gezielte Anpassungen der Ernährung lässt sich oft eine spürbare Verbesserung der Lebensqualität erreichen.

9.2 Die Rolle von Bewegung

Bewegung ist ein fundamentaler Bestandteil eines gesunden Lebensstils und spielt eine entscheidende Rolle bei der Verbesserung der allgemeinen Gesundheit sowie der Prävention von Krankheiten. Regelmäßige körperliche Aktivität hat nicht nur positive Auswirkungen auf das physische Wohlbefinden, sondern auch auf die psychische Gesundheit. In diesem Abschnitt wird die Bedeutung von Bewegung für die Gesundheit näher beleuchtet.

Die Vorteile von Bewegung sind vielfältig und reichen von der Stärkung des Herz-Kreislauf-Systems bis hin zur Verbesserung der Muskelkraft und Flexibilität. Studien zeigen, dass bereits moderate körperliche Aktivitäten wie zügiges Gehen oder Radfahren das Risiko für chronische Erkrankungen wie Diabetes, Bluthochdruck und Herzkrankheiten signifikant senken können. Darüber hinaus fördert regelmäßige Bewegung den Stoffwechsel und hilft dabei, ein gesundes Körpergewicht zu halten.

Ein oft übersehener Aspekt ist die positive Wirkung von Bewegung auf die mentale Gesundheit. Körperliche Aktivität kann Stress abbauen, Angstzustände lindern und depressive Symptome verringern. Dies geschieht durch die Freisetzung von Endorphinen, den sogenannten Glückshormonen, die während des Trainings produziert werden. Viele Menschen berichten zudem von einer verbesserten Schlafqualität nach regelmäßiger Bewegung, was wiederum einen positiven Einfluss auf das allgemeine Wohlbefinden hat.

Um die gesundheitlichen Vorteile optimal zu nutzen, empfiehlt es sich, eine Kombination aus Ausdauer-, Kraft- und Flexibilitätsübungen in den Alltag zu integrieren. Beispielsweise können Aktivitäten wie Schwimmen oder Tanzen nicht nur Spaß machen, sondern auch effektiv sein, um verschiedene Muskelgruppen zu trainieren und gleichzeitig das Herz-Kreislauf-System zu stärken.

Es ist wichtig zu betonen, dass jeder Mensch unterschiedliche Bedürfnisse hat; daher sollte ein individueller Bewegungsplan erstellt werden. Für viele kann es hilfreich sein, sich einer Gruppe anzuschließen oder mit Freunden gemeinsam aktiv zu sein – dies steigert nicht nur die Motivation, sondern macht das Training auch geselliger.

Zusammenfassend lässt sich sagen, dass Bewegung eine unverzichtbare Säule für ein gesundes Leben darstellt. Durch gezielte Integration in den Alltag können sowohl körperliche als auch psychische Gesundheitsziele erreicht werden.

9.3 Schlafhygiene optimieren

Die Optimierung der Schlafhygiene ist ein entscheidender Faktor für die Verbesserung der allgemeinen Gesundheit und des Wohlbefindens. Ein gesunder Schlaf trägt nicht nur zur physischen Erholung bei, sondern hat auch weitreichende positive Effekte auf die psychische Gesundheit. In diesem Abschnitt werden verschiedene Strategien zur Verbesserung der Schlafqualität vorgestellt.

Ein zentraler Aspekt der Schlafhygiene ist die Schaffung einer konsistenten Schlafroutine. Regelmäßige Schlaf- und Aufwachzeiten helfen dem Körper, einen natürlichen Rhythmus zu entwickeln, was die Einschlafzeit verkürzt und die Schlafqualität verbessert. Es wird empfohlen, auch am Wochenende ähnliche Zeiten einzuhalten, um den biologischen Rhythmus nicht zu stören.

Die Gestaltung des Schlafumfeldes spielt ebenfalls eine wesentliche Rolle. Ein dunkles, ruhiges und kühles Schlafzimmer fördert einen erholsamen Schlaf. Verdunkelungsvorhänge können helfen, störendes Licht auszuschließen, während Ohrstöpsel oder weiße Geräusche nützlich sein können, um Lärm zu minimieren. Zudem sollte das Bett bequem sein; eine hochwertige Matratze und Kissen sind entscheidend für eine gute Unterstützung des Körpers während des Schlafs.

- Vermeidung von Bildschirmen: Die Nutzung von Smartphones oder Tablets vor dem Zubettgehen kann den Melatoninspiegel beeinträchtigen und das Einschlafen erschweren.
- Koffein- und Alkoholkonsum reduzieren: Diese Substanzen können den Schlaf stören; es ist ratsam, sie insbesondere am Abend zu vermeiden.
- Entspannungstechniken integrieren: Methoden wie Meditation oder sanfte Dehnübungen vor dem Schlafengehen können helfen, Stress abzubauen und den Geist zu beruhigen.

Zusätzlich sollten Menschen darauf achten, tagsüber ausreichend Tageslicht zu bekommen. Natürliches Licht unterstützt die Regulierung des zirkadianen Rhythmus und kann dazu beitragen, dass man nachts besser schläft. Auch regelmäßige körperliche Aktivität hat sich als vorteilhaft erwiesen; jedoch sollte intensives Training kurz vor dem Zubettgehen vermieden werden.

Insgesamt lässt sich sagen, dass durch gezielte Maßnahmen zur Optimierung der Schlafhygiene nicht nur die Qualität des Nachtschlafs verbessert werden kann, sondern auch das allgemeine Wohlbefinden gesteigert wird. Eine bewusste Auseinandersetzung mit den eigenen Gewohnheiten kann langfristig positive Auswirkungen auf die Gesundheit haben.

10
Stressbewältigung im Alltag

10.1 Zeitmanagement-Strategien

Effektives Zeitmanagement ist ein entscheidender Faktor für die Stressbewältigung im Alltag. In einer Welt, in der Anforderungen und Verpflichtungen ständig zunehmen, ist es unerlässlich, Strategien zu entwickeln, um die verfügbare Zeit optimal zu nutzen. Ein gutes Zeitmanagement hilft nicht nur dabei, Aufgaben effizienter zu erledigen, sondern trägt auch zur Reduzierung von Stress bei.

Eine bewährte Methode des Zeitmanagements ist die **Eisenhower-Matrix**, die Aufgaben nach Dringlichkeit und Wichtigkeit kategorisiert. Diese Matrix hilft dabei, Prioritäten zu setzen und sich auf das Wesentliche zu konzentrieren. Indem man zwischen wichtigen und dringenden Aufgaben unterscheidet, können weniger bedeutende Tätigkeiten delegiert oder ganz vermieden werden.

Ein weiterer wichtiger Aspekt ist die **Planung**. Die Erstellung eines wöchentlichen oder täglichen Plans ermöglicht es, einen klaren Überblick über anstehende Aufgaben zu behalten. Dabei sollte man realistische Zeitrahmen setzen und Pufferzeiten einplanen, um unvorhergesehene Ereignisse berücksichtigen zu können. Digitale Tools wie Kalender-Apps oder Projektmanagement-Software können hierbei sehr hilfreich sein.

- **Ziele setzen:** Klare Ziele helfen dabei, den Fokus zu behalten und motiviert zu bleiben.
- **Aufgaben delegieren:** Wenn möglich, sollten Aufgaben an andere Personen übertragen werden, um die eigene Arbeitslast zu reduzieren.
- **Pausen einplanen:** Regelmäßige Pausen sind wichtig für die Erhaltung der Konzentration und Produktivität.

Nicht zuletzt spielt auch das **Sagen von „Nein"** eine wesentliche Rolle im Zeitmanagement. Oft neigen Menschen dazu, zusätzliche Verpflichtungen anzunehmen, was schnell zur Überlastung führen kann. Es ist wichtig, Grenzen zu setzen und sich auf die eigenen Prioritäten zu konzentrieren.

Zusammenfassend lässt sich sagen, dass effektives Zeitmanagement nicht nur dazu beiträgt, den Alltag besser zu organisieren, sondern auch einen erheblichen Einfluss auf das persönliche Wohlbefinden hat. Durch gezielte Strategien kann jeder lernen, seine Zeit sinnvoller einzuteilen und somit Stress abzubauen.

10.2 Soziale Unterstützung nutzen

Soziale Unterstützung spielt eine entscheidende Rolle bei der Stressbewältigung im Alltag. In herausfordernden Zeiten kann das Gefühl, von anderen Menschen umgeben zu sein und deren Hilfe in Anspruch nehmen zu können, einen erheblichen Unterschied machen. Diese Unterstützung kann in verschiedenen Formen auftreten, sei es emotionaler Beistand, praktische Hilfe oder einfach nur das Gefühl der Zugehörigkeit.

Ein wichtiger Aspekt der sozialen Unterstützung ist die emotionale Komponente. Freunde und Familie bieten oft ein offenes Ohr und Verständnis für die Herausforderungen, mit denen man konfrontiert ist. Das Teilen von Sorgen und Ängsten kann nicht nur entlastend wirken, sondern auch neue Perspektiven eröffnen. Studien zeigen, dass Menschen mit einem starken sozialen Netzwerk besser in der Lage sind, Stress zu bewältigen und sich schneller von belastenden Situationen zu erholen.

Praktische Unterstützung ist ebenfalls von großer Bedeutung. Dies kann bedeuten, dass jemand bei alltäglichen Aufgaben hilft oder Ressourcen bereitstellt, die den Druck verringern. Beispielsweise können Nachbarn beim Einkaufen helfen oder Kollegen bei beruflichen Projekten unterstützen. Solche kleinen Gesten können dazu beitragen, den Stresspegel signifikant zu senken und ein Gefühl der Gemeinschaft zu fördern.

Darüber hinaus ist es wichtig zu erkennen, dass soziale Unterstützung nicht immer aktiv gesucht werden muss; manchmal reicht es aus, einfach in einem unterstützenden Umfeld zu sein. Die Teilnahme an Gruppenaktivitäten oder Vereinen kann das Gefühl der Isolation verringern und gleichzeitig neue Freundschaften fördern. Diese sozialen Bindungen sind nicht nur wichtig für das emotionale Wohlbefinden, sondern tragen auch zur Entwicklung eines stabilen Unterstützungsnetzwerks bei.

Zusammenfassend lässt sich sagen, dass die Nutzung sozialer Unterstützung ein effektives Mittel zur Stressbewältigung darstellt. Indem man Beziehungen pflegt und offen für Hilfe ist, kann man nicht nur seine eigene Resilienz stärken, sondern auch anderen helfen – was wiederum das eigene Wohlbefinden fördert. Es lohnt sich also, aktiv nach Wegen zu suchen, wie man soziale Kontakte aufbauen und pflegen kann.

10.3 Entspannung im Berufsleben

Die Integration von Entspannungstechniken in den Berufsalltag ist entscheidend für die Förderung des Wohlbefindens und der Produktivität. In einer Zeit, in der Stress am Arbeitsplatz weit verbreitet ist, wird es immer wichtiger, Strategien zur Stressbewältigung zu entwickeln. Entspannung im Berufsleben trägt nicht nur zur persönlichen Gesundheit bei, sondern verbessert auch das Arbeitsklima und die Teamdynamik.

Ein effektiver Ansatz zur Förderung von Entspannung am Arbeitsplatz ist die Implementierung regelmäßiger Pausen. Studien zeigen, dass kurze Unterbrechungen während des Arbeitstags helfen können, die Konzentration zu steigern und Burnout vorzubeugen. Arbeitgeber sollten daher ermutigen, Pausen aktiv zu nutzen – sei es durch einen kurzen Spaziergang an der frischen Luft oder durch einfache Atemübungen am Schreibtisch.

Darüber hinaus können Unternehmen spezielle Programme zur Stressbewältigung anbieten. Workshops über Achtsamkeit oder Yoga-Kurse sind hervorragende Möglichkeiten, um Mitarbeitern Werkzeuge an die Hand zu geben, mit Stress umzugehen. Solche Initiativen fördern nicht nur das individuelle Wohlbefinden, sondern stärken auch den Zusammenhalt im Team und schaffen ein unterstützendes Arbeitsumfeld.

Ein weiterer wichtiger Aspekt ist die Gestaltung des physischen Arbeitsplatzes. Eine angenehme Umgebung kann erheblich zur Entspannung beitragen. Dazu gehören ergonomische Möbel, ausreichende Beleuchtung sowie Pflanzen und Kunstwerke, die eine beruhigende Atmosphäre schaffen. Arbeitgeber sollten darauf achten, dass ihre Büros so gestaltet sind, dass sie sowohl funktional als auch entspannend wirken.

Schließlich spielt auch die Kommunikation eine zentrale Rolle bei der Stressbewältigung im Berufsleben. Offene Gespräche über Belastungen und Herausforderungen können dazu beitragen, Missverständnisse auszuräumen und ein Gefühl der Unterstützung zu vermitteln. Regelmäßige Feedbackgespräche zwischen Vorgesetzten und Mitarbeitern fördern ein Klima des Vertrauens und ermöglichen es den Angestellten, ihre Bedürfnisse klarer zu artikulieren.

Zusammenfassend lässt sich sagen, dass Entspannung im Berufsleben nicht nur eine individuelle Verantwortung darstellt; sie sollte aktiv von Unternehmen gefördert werden. Durch gezielte Maßnahmen können Arbeitgeber dazu beitragen, dass ihre Mitarbeiter gesünder und zufriedener arbeiten – was letztendlich dem gesamten Unternehmen zugutekommt.

11
Psychologische Aspekte der Migräne

11.1 Emotionale Auswirkungen

Die emotionalen Auswirkungen von Migräne sind ein zentrales Thema, das oft übersehen wird, obwohl sie die Lebensqualität der Betroffenen erheblich beeinflussen können. Migräne ist nicht nur eine körperliche Erkrankung; sie hat auch tiefgreifende psychologische und emotionale Dimensionen. Viele Patienten berichten von Angstzuständen, Depressionen und einem Gefühl der Isolation, die durch wiederkehrende Anfälle verstärkt werden.

Ein häufiges emotionales Symptom ist die Angst vor dem nächsten Anfall. Diese ständige Sorge kann zu einer erhöhten Stressbelastung führen, was wiederum die Wahrscheinlichkeit weiterer Migräneattacken erhöhen kann. Die Betroffenen fühlen sich oft gefangen in einem Teufelskreis aus Schmerz und Angst, was ihre Lebensqualität stark einschränkt. Zudem kann die Unvorhersehbarkeit der Anfälle dazu führen, dass soziale Aktivitäten vermieden werden, was das Gefühl der Isolation verstärkt.

Darüber hinaus haben viele Migränepatienten Schwierigkeiten mit der Konzentration und Gedächtnisleistung während und nach den Anfällen. Diese kognitiven Beeinträchtigungen können zu Frustration und einem verminderten Selbstwertgefühl führen. In vielen Fällen berichten Betroffene von einem Verlust an Produktivität im Beruf oder im Alltag, was zusätzlich zu emotionalem Stress führt.

Die Unterstützung durch Familie und Freunde spielt eine entscheidende Rolle bei der Bewältigung dieser emotionalen Herausforderungen. Ein offenes Gespräch über die Erkrankung kann helfen, Missverständnisse auszuräumen und Empathie zu fördern. Es ist wichtig für Angehörige zu verstehen, dass Migräne mehr als nur Kopfschmerzen sind; sie ist eine komplexe Erkrankung mit weitreichenden emotionalen Folgen.

Therapeutische Ansätze wie kognitive Verhaltenstherapie (KVT) können ebenfalls hilfreich sein, um den Umgang mit den emotionalen Aspekten der Migräne zu verbessern. KVT hilft den Patienten dabei, negative Denkmuster zu erkennen und umzuwandeln sowie Strategien zur Stressbewältigung zu entwickeln. Solche Interventionen können nicht nur die Häufigkeit der Anfälle reduzieren, sondern auch das emotionale Wohlbefinden steigern.

11.2 Bewältigungsmechanismen

Die Entwicklung effektiver Bewältigungsmechanismen ist für Migränepatienten von entscheidender Bedeutung, um die emotionalen und physischen Herausforderungen der Erkrankung zu meistern. Diese Mechanismen helfen den Betroffenen nicht nur, mit akuten Schmerzepisoden umzugehen, sondern auch, die psychologischen Belastungen zu reduzieren, die durch wiederkehrende Anfälle entstehen.

Ein zentraler Aspekt der Bewältigung ist das Erlernen von Entspannungstechniken. Methoden wie progressive Muskelentspannung oder Atemübungen können dazu beitragen, Stress abzubauen und die allgemeine Anspannung im Körper zu verringern. Studien zeigen, dass regelmäßige Anwendung solcher Techniken nicht nur die Häufigkeit von Migräneattacken senken kann, sondern auch das subjektive Schmerzempfinden während eines Anfalls lindert.

Darüber hinaus spielt die soziale Unterstützung eine wesentliche Rolle in der Bewältigung von Migräne. Der Austausch mit anderen Betroffenen in Selbsthilfegruppen kann ein Gefühl der Zugehörigkeit vermitteln und den Druck mindern, den viele Patienten empfinden. Solche Gruppen bieten nicht nur emotionale Unterstützung, sondern auch praktische Tipps zur Handhabung der Erkrankung im Alltag.

Kognitive Verhaltenstherapie (KVT) hat sich als besonders wirksam erwiesen. Sie hilft Patienten dabei, negative Denkmuster zu identifizieren und umzuwandeln sowie adaptive Strategien zur Problemlösung zu entwickeln. Durch KVT lernen Betroffene, ihre Ängste vor zukünftigen Anfällen zu bewältigen und ihre Lebensqualität insgesamt zu verbessern.

Ein weiterer wichtiger Mechanismus ist das Führen eines Migränetagebuchs. Dieses Werkzeug ermöglicht es den Patienten, Auslöser ihrer Anfälle besser zu erkennen und gezielt an deren Vermeidung zu arbeiten. Indem sie Muster in ihren Symptomen und Lebensgewohnheiten identifizieren, können sie proaktive Maßnahmen ergreifen und somit ihr Wohlbefinden steigern.

Zusammenfassend lässt sich sagen, dass eine Kombination aus Entspannungstechniken, sozialer Unterstützung und therapeutischen Ansätzen entscheidend für die Entwicklung effektiver Bewältigungsmechanismen bei Migränepatienten ist. Diese Strategien tragen dazu bei, sowohl die körperlichen Symptome als auch die emotionalen Belastungen der Erkrankung nachhaltig zu reduzieren.

11.3 Therapieansätze für psychische Begleiterscheinungen

Die Behandlung der psychischen Begleiterscheinungen von Migräne ist ein entscheidender Aspekt, um die Lebensqualität der Betroffenen zu verbessern. Migräne kann nicht nur körperliche Schmerzen verursachen, sondern auch emotionale und psychologische Belastungen hervorrufen, wie Angstzustände, Depressionen und Stress. Daher ist es wichtig, integrative Therapieansätze zu entwickeln, die sowohl die physischen als auch die psychischen Aspekte der Erkrankung berücksichtigen.

Ein vielversprechender Ansatz ist die **kognitive Verhaltenstherapie (KVT)**, die sich darauf konzentriert, negative Denkmuster zu identifizieren und durch positive Gedanken zu ersetzen. Diese Therapieform hat sich als effektiv erwiesen, um Ängste vor zukünftigen Anfällen abzubauen und den Umgang mit Stress zu verbessern. Durch gezielte Übungen lernen Patienten, ihre Reaktionen auf Schmerz und Stress zu steuern und somit ihre Lebensqualität nachhaltig zu steigern.

Zusätzlich zur KVT können **Entspannungstechniken** wie Yoga oder Achtsamkeitsmeditation eine wertvolle Unterstützung bieten. Diese Methoden fördern nicht nur das allgemeine Wohlbefinden, sondern helfen auch dabei, akute Schmerzepisoden besser zu bewältigen. Studien zeigen, dass regelmäßige Praxis von Achtsamkeit dazu beitragen kann, die Häufigkeit von Migräneanfällen signifikant zu reduzieren.

Ein weiterer wichtiger Therapieansatz sind **Medikamentöse Behandlungen**, insbesondere Antidepressiva oder anxiolytische Medikamente. Diese können helfen, begleitende Symptome wie Angst oder depressive Verstimmungen zu lindern. Die Auswahl geeigneter Medikamente sollte jedoch stets in enger Absprache mit einem Facharzt erfolgen.

Darüber hinaus spielt **soziale Unterstützung** eine zentrale Rolle im Heilungsprozess. Der Austausch mit anderen Betroffenen in Selbsthilfegruppen bietet nicht nur emotionale Entlastung, sondern auch praktische Tipps zur Bewältigung des Alltags mit Migräne. Solche Gruppen fördern ein Gefühl der Zugehörigkeit und verringern das Gefühl der Isolation.

Insgesamt erfordert die Behandlung der psychischen Begleiterscheinungen von Migräne einen ganzheitlichen Ansatz, der verschiedene therapeutische Methoden kombiniert. Durch diese integrativen Strategien können Patienten lernen, besser mit ihrer Erkrankung umzugehen und ihre Lebensqualität erheblich zu verbessern.

Die Rolle des Arztes bei der Behandlung

12.1 Arzt-Patienten-Kommunikation

Die Kommunikation zwischen Arzt und Patient spielt eine entscheidende Rolle in der medizinischen Versorgung, insbesondere bei chronischen Erkrankungen wie Migräne. Eine effektive Kommunikation kann nicht nur das Verständnis des Patienten für seine Erkrankung verbessern, sondern auch die Therapietreue und die allgemeine Zufriedenheit mit der Behandlung erhöhen. In diesem Kontext ist es wichtig, dass Ärzte nicht nur medizinisches Wissen vermitteln, sondern auch empathisch auf die Bedürfnisse und Sorgen ihrer Patienten eingehen.

Ein zentraler Aspekt der Arzt-Patienten-Kommunikation ist die aktive Zuhörfähigkeit des Arztes. Studien zeigen, dass Patienten oft das Gefühl haben, nicht ausreichend gehört zu werden, was zu Frustration und einem Mangel an Vertrauen führen kann. Ein offenes Ohr für die Beschwerden und Fragen des Patienten fördert ein positives Gesprächsklima und ermutigt den Patienten, seine Symptome detailliert zu schildern. Dies ist besonders wichtig bei Migränepatienten, deren Symptome sehr individuell sind.

Darüber hinaus sollte der Arzt komplexe medizinische Informationen in verständlicher Sprache vermitteln. Fachbegriffe können verwirrend sein; daher ist es ratsam, diese zu vermeiden oder sie klar zu erklären. Visualisierungen oder schriftliche Materialien können ebenfalls hilfreich sein, um sicherzustellen, dass der Patient die Informationen vollständig versteht und anwenden kann.

- Empathie: Der Arzt sollte Mitgefühl zeigen und sich in die Lage des Patienten versetzen.
- Feedback: Regelmäßiges Einholen von Rückmeldungen vom Patienten über den Behandlungsverlauf stärkt das Vertrauensverhältnis.
- Gemeinsame Entscheidungsfindung: Der Patient sollte aktiv in den Behandlungsprozess einbezogen werden, um seine Präferenzen zu berücksichtigen.

Zusammenfassend lässt sich sagen, dass eine gelungene Kommunikation zwischen Arzt und Patient nicht nur zur Verbesserung der Behandlungsergebnisse beiträgt, sondern auch das Wohlbefinden des Patienten steigert. Durch aktives Zuhören, klare Erklärungen und eine empathische Herangehensweise können Ärzte dazu beitragen, dass Migränepatienten ihre Erkrankung besser verstehen und bewältigen können.

12.2 Erstellung eines individuellen Behandlungsplans

Die Erstellung eines individuellen Behandlungsplans ist ein zentraler Bestandteil der medizinischen Versorgung, insbesondere bei chronischen Erkrankungen wie Migräne. Ein solcher Plan berücksichtigt die spezifischen Bedürfnisse und Lebensumstände des Patienten und fördert eine personalisierte Herangehensweise an die Behandlung. Dies ist entscheidend, um die Wirksamkeit der Therapie zu maximieren und die Lebensqualität des Patienten zu verbessern.

Ein individueller Behandlungsplan beginnt mit einer umfassenden Anamnese, in der der Arzt nicht nur die medizinische Vorgeschichte des Patienten erfasst, sondern auch psychosoziale Faktoren berücksichtigt. Hierbei spielen Aspekte wie Stresslevel, Ernährung, Schlafgewohnheiten und familiäre Unterstützung eine wichtige Rolle. Diese Informationen helfen dem Arzt, ein ganzheitliches Bild des Patienten zu erhalten und geeignete therapeutische Maßnahmen auszuwählen.

Darüber hinaus sollte der Behandlungsplan klare Ziele definieren. Diese Ziele können sowohl kurzfristige als auch langfristige Ergebnisse umfassen, wie beispielsweise die Reduzierung der Häufigkeit von Migräneanfällen oder die Verbesserung der Schmerzbewältigungsstrategien. Die Festlegung von Zielen ermöglicht es dem Patienten, aktiv am Behandlungsprozess teilzunehmen und motiviert ihn zur Einhaltung des Plans.

Ein weiterer wichtiger Aspekt ist die regelmäßige Überprüfung und Anpassung des Behandlungsplans. Der Arzt sollte in regelmäßigen Abständen Feedback vom Patienten einholen und den Fortschritt evaluieren. Dies kann durch Follow-up-Termine oder Fragebögen geschehen, um sicherzustellen, dass der Plan weiterhin den Bedürfnissen des Patienten entspricht. Eine flexible Anpassung an Veränderungen im Gesundheitszustand oder Lebensstil ist unerlässlich für den Erfolg der Therapie.

Zusammenfassend lässt sich sagen, dass die Erstellung eines individuellen Behandlungsplans nicht nur auf medizinischer Expertise basiert, sondern auch auf einer engen Zusammenarbeit zwischen Arzt und Patient. Durch diese partnerschaftliche Beziehung wird das Vertrauen gestärkt und die Wahrscheinlichkeit erhöht, dass der Patient aktiv an seiner eigenen Gesundheit arbeitet.

12.3 Nachsorge und Monitoring

Die Nachsorge und das Monitoring sind entscheidende Elemente in der medizinischen Behandlung, insbesondere bei chronischen Erkrankungen wie Migräne. Diese Phase ist nicht nur wichtig für die Überwachung des Therapieerfolgs, sondern auch für die frühzeitige Erkennung von Komplikationen oder Rückfällen. Ein effektives Nachsorgesystem ermöglicht es dem Arzt, den Gesundheitszustand des Patienten kontinuierlich zu bewerten und gegebenenfalls Anpassungen im Behandlungsplan vorzunehmen.

Ein zentraler Aspekt der Nachsorge ist die regelmäßige Kommunikation zwischen Arzt und Patient. Hierbei können verschiedene Kommunikationsmittel eingesetzt werden, darunter persönliche Termine, Telefonate oder digitale Plattformen. Die Nutzung von Telemedizin hat in den letzten Jahren an Bedeutung gewonnen und bietet eine flexible Möglichkeit zur Überwachung des Patientenstatus ohne physische Anwesenheit. Dies kann besonders vorteilhaft sein für Patienten, die in ländlichen Gebieten leben oder Schwierigkeiten haben, regelmäßig zu Terminen zu erscheinen.

Darüber hinaus spielt das Monitoring von Symptomen eine wesentliche Rolle. Patienten sollten angeleitet werden, ein Tagebuch über ihre Migräneanfälle zu führen, um Muster zu erkennen und Triggerfaktoren zu identifizieren. Solche Aufzeichnungen helfen nicht nur dem Arzt bei der Analyse der Wirksamkeit der Behandlung, sondern fördern auch das Bewusstsein des Patienten für seine eigene Gesundheit. Eine solche aktive Teilnahme kann die Motivation zur Einhaltung des Behandlungsplans erhöhen.

Zusätzlich sollte die Nachsorge auch psychosoziale Aspekte berücksichtigen. Stressmanagement-Programme oder psychologische Unterstützung können integrale Bestandteile eines umfassenden Nachsorgeplans sein. Studien zeigen, dass psychologische Interventionen signifikant zur Reduzierung der Migränehäufigkeit beitragen können. Daher ist es wichtig, dass Ärzte diese Optionen in ihren Nachsorgeansatz integrieren.

Insgesamt trägt eine gut strukturierte Nachsorge dazu bei, die Lebensqualität der Patienten erheblich zu verbessern und Rückfälle zu minimieren. Durch regelmäßiges Monitoring und eine enge Zusammenarbeit zwischen Arzt und Patient wird nicht nur das Vertrauen gestärkt, sondern auch die Grundlage für eine erfolgreiche Langzeittherapie gelegt.

13
Unterstützung durch Angehörige

13.1 Verständnis für die Erkrankung entwickeln

Das Verständnis für Migräne ist ein entscheidender Schritt, um sowohl Betroffenen als auch ihren Angehörigen zu helfen, die Herausforderungen dieser komplexen Erkrankung besser zu bewältigen. Migräne ist nicht nur ein einfacher Kopfschmerz; sie ist eine neurologische Störung, die mit einer Vielzahl von Symptomen und Auslösern verbunden ist. Ein tiefgehendes Wissen über die Mechanismen der Migräne kann dazu beitragen, Empathie und Unterstützung zu fördern.

Ein wichtiger Aspekt des Verständnisses ist die Erkenntnis, dass Migräneanfälle oft unvorhersehbar sind und in ihrer Intensität stark variieren können. Dies bedeutet, dass selbst kleine Veränderungen im Alltag – wie Stress oder Ernährung – einen Anfall auslösen können. Angehörige sollten sich bewusst sein, dass diese Unberechenbarkeit für den Betroffenen zusätzlichen emotionalen Stress verursachen kann. Daher ist es wichtig, Geduld und Verständnis aufzubringen.

Darüber hinaus spielt das Wissen um die verschiedenen Arten von Migräne eine zentrale Rolle. Es gibt mehrere Formen wie die klassische Migräne mit Aura oder die häufigere Spannungskopfmigräne. Jede Art hat ihre eigenen Symptome und Behandlungsmöglichkeiten. Angehörige sollten sich über diese Unterschiede informieren, um gezielt unterstützen zu können.

- **Symptome erkennen:** Angehörige sollten lernen, typische Symptome wie Übelkeit, Lichtempfindlichkeit oder Sehstörungen zu erkennen.
- **Auslöser identifizieren:** Das Führen eines Migränetagebuchs kann helfen, individuelle Auslöser zu identifizieren und somit präventiv tätig zu werden.
- **Behandlungsmöglichkeiten verstehen:** Kenntnisse über medikamentöse Therapien sowie alternative Ansätze wie Entspannungstechniken oder Akupunktur sind hilfreich.

Letztlich fördert ein umfassendes Verständnis der Erkrankung nicht nur das Mitgefühl innerhalb der Familie, sondern ermöglicht auch eine aktivere Rolle bei der Bewältigung der Krankheit. Indem Angehörige sich informieren und sensibilisieren lassen, können sie eine unterstützende Umgebung schaffen, in der Betroffene sich sicher fühlen und offen über ihre Erfahrungen sprechen können.

13.2 Hilfreiche Verhaltensweisen

Hilfreiche Verhaltensweisen von Angehörigen sind entscheidend, um Menschen mit Migräne in ihrem Alltag zu unterstützen. Diese Verhaltensweisen tragen nicht nur zur Linderung der Symptome bei, sondern fördern auch das emotionale Wohlbefinden des Betroffenen. Ein empathisches und verständnisvolles Umfeld kann den Umgang mit der Erkrankung erheblich erleichtern.

Ein zentraler Aspekt ist die aktive Kommunikation. Angehörige sollten ermutigt werden, regelmäßig mit dem Betroffenen über dessen Erfahrungen und Bedürfnisse zu sprechen. Dies schafft eine offene Atmosphäre, in der sich die betroffene Person sicher fühlt, ihre Symptome und Ängste zu teilen. Es ist wichtig, dass Angehörige aktiv zuhören und nicht sofort Lösungen anbieten, sondern zunächst Verständnis zeigen.

Darüber hinaus können praktische Hilfen im Alltag einen großen Unterschied machen. Dazu gehört beispielsweise das Anbieten von Unterstützung bei alltäglichen Aufgaben während eines Anfalls oder an Tagen mit erhöhter Empfindlichkeit gegenüber Reizen. Das Reduzieren von Lärm und Licht im Wohnraum kann dazu beitragen, die Symptome zu lindern. Auch das Zubereiten einfacher Mahlzeiten oder das Übernehmen von Kinderbetreuung kann für den Betroffenen eine große Entlastung darstellen.

Ein weiterer wichtiger Punkt ist die Förderung gesunder Lebensgewohnheiten innerhalb der Familie. Angehörige können gemeinsam mit dem Betroffenen an einer ausgewogenen Ernährung arbeiten oder regelmäßige Entspannungsübungen wie Yoga oder Meditation in den Alltag integrieren. Solche Aktivitäten stärken nicht nur die körperliche Gesundheit, sondern fördern auch das emotionale Wohlbefinden und helfen dabei, Stress abzubauen – ein bekannter Auslöser für Migräneanfälle.

Zusammenfassend lässt sich sagen, dass hilfreiche Verhaltensweisen von Angehörigen weitreichende positive Effekte auf das Leben von Menschen mit Migräne haben können. Durch aktives Zuhören, praktische Unterstützung im Alltag sowie die Förderung gesunder Gewohnheiten schaffen sie ein unterstützendes Umfeld, in dem sich Betroffene besser entfalten können.

13.3 Gemeinsame Aktivitäten planen

Die Planung gemeinsamer Aktivitäten ist ein wesentlicher Bestandteil der Unterstützung von Menschen mit Migräne durch ihre Angehörigen. Solche Aktivitäten fördern nicht nur die Bindung zwischen den Familienmitgliedern, sondern tragen auch zur Verbesserung des emotionalen und physischen Wohlbefindens des Betroffenen bei. Durch das Einbeziehen des Betroffenen in die Planung wird sichergestellt, dass die gewählten Aktivitäten seinen Bedürfnissen und Vorlieben entsprechen.

Ein wichtiger Aspekt bei der Planung gemeinsamer Aktivitäten ist die Berücksichtigung der individuellen Auslöser für Migräneanfälle. Angehörige sollten sich bewusst sein, welche Faktoren wie Stress, Lärm oder bestimmte Nahrungsmittel zu Anfällen führen können. Daher ist es ratsam, entspannende und stressfreie Umgebungen zu wählen, wie beispielsweise einen ruhigen Spaziergang im Park oder einen gemütlichen Filmabend zu Hause. Diese Art von Aktivitäten ermöglicht es dem Betroffenen, sich wohlzufühlen und gleichzeitig Zeit mit seinen Liebsten zu verbringen.

Darüber hinaus kann die Integration von regelmäßigen Entspannungsübungen in den Alltag eine wertvolle Ergänzung darstellen. Gemeinsame Yoga- oder Meditationssitzungen bieten nicht nur körperliche Vorteile, sondern stärken auch das emotionale Band zwischen den Beteiligten. Solche Praktiken helfen dabei, Stress abzubauen und fördern ein Gefühl der Gemeinschaft und Unterstützung.

Ein weiterer Ansatz könnte das gemeinsame Kochen gesunder Mahlzeiten sein. Dies fördert nicht nur eine ausgewogene Ernährung, sondern bietet auch eine Gelegenheit für Interaktion und Kreativität in der Küche. Die Auswahl von Rezepten sollte dabei auf Nahrungsmittel abgestimmt werden, die als unbedenklich gelten und keine Migräne auslösen.

Zusammenfassend lässt sich sagen, dass die sorgfältige Planung gemeinsamer Aktivitäten entscheidend dazu beiträgt, ein unterstützendes Umfeld für Menschen mit Migräne zu schaffen. Indem Angehörige aktiv an der Gestaltung dieser Erlebnisse teilnehmen und Rücksicht auf die Bedürfnisse des Betroffenen nehmen, können sie nicht nur dessen Lebensqualität verbessern, sondern auch ihre eigenen Beziehungen stärken.

14
Informationen für Interessierte

14.1 Aufklärung über Migräne

Migräne ist nicht nur ein einfacher Kopfschmerz, sondern eine komplexe neurologische Erkrankung, die tiefgreifende Auswirkungen auf das Leben der Betroffenen hat. Die Aufklärung über Migräne ist entscheidend, um Missverständnisse auszuräumen und den Betroffenen zu helfen, ihre Symptome besser zu verstehen und zu managen. Ein fundiertes Wissen über die Krankheit kann dazu beitragen, dass Patienten aktiv an ihrer Behandlung teilnehmen und geeignete Strategien zur Linderung ihrer Beschwerden entwickeln.

Ein zentraler Aspekt der Aufklärung ist das Verständnis der verschiedenen Arten von Migräne. Neben der klassischen Migräne mit Aura gibt es auch die häufigere ohne Aura sowie spezielle Formen wie die hemiplegische oder vestibuläre Migräne. Jede dieser Varianten bringt unterschiedliche Symptome und Herausforderungen mit sich, was eine individuelle Herangehensweise an die Behandlung erfordert.

Die Identifikation von Auslösern spielt ebenfalls eine wesentliche Rolle in der Aufklärung. Zu den häufigsten Auslösern zählen Stress, bestimmte Nahrungsmittel wie Schokolade oder Käse, hormonelle Veränderungen bei Frauen sowie Umweltfaktoren wie Wetterwechsel oder starke Gerüche. Das Führen eines Migränetagebuchs kann Patienten dabei helfen, Muster zu erkennen und gezielt an der Vermeidung von Triggern zu arbeiten.

- **Stressmanagement:** Techniken wie Meditation oder Yoga können helfen, Stress abzubauen und somit Anfälle zu reduzieren.
- **Ernährungsanpassungen:** Eine ausgewogene Ernährung ohne bekannte Trigger kann einen positiven Einfluss auf die Häufigkeit von Anfällen haben.
- **Regelmäßige Bewegung:** Moderate körperliche Aktivität fördert nicht nur das allgemeine Wohlbefinden, sondern kann auch als präventive Maßnahme gegen Migräne dienen.

Zudem ist es wichtig, dass Angehörige und Freunde von Migränepatienten informiert sind. Oftmals wird die Erkrankung nicht ernst genommen oder als bloße „Laune" abgetan. Eine bessere Aufklärung in sozialen Kreisen kann dazu beitragen, ein unterstützendes Umfeld für Betroffene zu schaffen.

Letztlich zielt die umfassende Aufklärung über Migräne darauf ab, das Bewusstsein für diese Erkrankung zu schärfen und den Betroffenen Werkzeuge an die Hand zu geben, um ihre Lebensqualität nachhaltig zu verbessern.

14.2 Ressourcen und Selbsthilfegruppen

Die Unterstützung von Migränepatienten durch Ressourcen und Selbsthilfegruppen spielt eine entscheidende Rolle in der Bewältigung dieser komplexen Erkrankung. Diese Gruppen bieten nicht nur emotionale Unterstützung, sondern auch wertvolle Informationen und Strategien zur Krankheitsbewältigung. Der Austausch mit anderen Betroffenen kann helfen, das Gefühl der Isolation zu verringern und ein besseres Verständnis für die eigenen Symptome zu entwickeln.

Ressourcen wie Online-Foren, lokale Selbsthilfegruppen oder Informationsportale sind wichtige Anlaufstellen für Menschen, die an Migräne leiden. In diesen Gemeinschaften können Patienten ihre Erfahrungen teilen, Ratschläge austauschen und sich gegenseitig ermutigen. Oftmals werden auch Experten eingeladen, um über neue Behandlungsmöglichkeiten oder Forschungsergebnisse zu informieren. Solche Veranstaltungen fördern nicht nur das Wissen über Migräne, sondern stärken auch das Gemeinschaftsgefühl unter den Teilnehmern.

Ein weiterer wichtiger Aspekt ist die Verfügbarkeit von Informationsmaterialien, die speziell auf Migräne ausgerichtet sind. Broschüren, Bücher und Online-Ressourcen bieten umfassende Informationen über Auslöser, Symptome und Behandlungsmöglichkeiten. Diese Materialien können dazu beitragen, dass Patienten informierte Entscheidungen über ihre Therapie treffen und aktiv an ihrer Gesundheitsversorgung teilnehmen.

- **Online-Plattformen:** Websites wie Migraine.com oder die Deutsche Migräne- und Kopfschmerzgesellschaft (DMKG) bieten umfangreiche Informationen sowie Foren für den Austausch mit anderen Betroffenen.
- **Lokale Gruppen:** Viele Städte haben Selbsthilfegruppen, die regelmäßige Treffen organisieren. Hier können Betroffene in einem geschützten Rahmen ihre Erfahrungen teilen.
- **Workshops:** Veranstaltungen zur Stressbewältigung oder Ernährung können helfen, präventive Maßnahmen gegen Migräne zu erlernen.

Letztlich tragen diese Ressourcen dazu bei, dass Migränepatienten nicht nur besser informiert sind, sondern auch ein starkes Netzwerk aufbauen können. Die Verbindung zu Gleichgesinnten fördert nicht nur das individuelle Wohlbefinden, sondern kann auch einen positiven Einfluss auf den Umgang mit der Erkrankung haben. Durch den Austausch von Strategien zur Linderung der Beschwerden wird eine aktive Auseinandersetzung mit der Krankheit gefördert.

14.3 Aktuelle Forschungsergebnisse

Die Erforschung von Migräne hat in den letzten Jahren erhebliche Fortschritte gemacht, die sowohl das Verständnis der Erkrankung als auch die Behandlungsmöglichkeiten revolutionieren. Neueste Studien zeigen, dass genetische Faktoren eine entscheidende Rolle bei der Anfälligkeit für Migräne spielen. Forscher haben spezifische Gene identifiziert, die mit einer erhöhten Wahrscheinlichkeit für Migräneanfälle assoziiert sind. Diese Erkenntnisse könnten in Zukunft zu personalisierten Therapieansätzen führen, die auf den individuellen genetischen Profilen der Patienten basieren.

Ein weiterer bedeutender Bereich der aktuellen Forschung ist die Untersuchung von Triggerfaktoren und deren Einfluss auf Migräneattacken. Neueste Daten deuten darauf hin, dass Umweltfaktoren wie Luftverschmutzung und Wetterwechsel nicht nur als Auslöser fungieren, sondern auch die Häufigkeit und Schwere von Anfällen beeinflussen können. Dies eröffnet neue Perspektiven für präventive Maßnahmen, indem Patienten ermutigt werden, ihre Umgebung aktiv zu überwachen und gegebenenfalls Anpassungen vorzunehmen.

Darüber hinaus wird intensiv an neuen medikamentösen Therapien geforscht. Die Entwicklung von CGRP-Antagonisten (Calcitonin Gene-Related Peptide) hat vielversprechende Ergebnisse gezeigt und bietet eine neuartige Behandlungsoption für Patienten mit chronischer Migräne. Klinische Studien belegen eine signifikante Reduktion der Anfallshäufigkeit bei Anwendern dieser Medikamente im Vergleich zu herkömmlichen Therapien.

Zusätzlich zur medikamentösen Behandlung gewinnt auch das Verständnis über nicht-pharmakologische Ansätze an Bedeutung. Techniken wie Biofeedback und kognitive Verhaltenstherapie zeigen positive Effekte auf die Lebensqualität von Migränepatienten und helfen dabei, Stress abzubauen – einen häufigen Trigger für Anfälle. Die Integration solcher Methoden in ein umfassendes Behandlungskonzept könnte langfristig zu besseren Ergebnissen führen.

Insgesamt verdeutlichen diese aktuellen Forschungsergebnisse das dynamische Feld der Migränestudien und eröffnen neue Wege zur Verbesserung der Lebensqualität betroffener Personen durch gezielte Prävention und innovative Therapieansätze.

15
Fallstudien von Betroffenen

15.1 Erfahrungsberichte

Erfahrungsberichte von Betroffenen sind ein unverzichtbarer Bestandteil des Verständnisses für Migräne und deren Auswirkungen auf das tägliche Leben. Diese Berichte bieten nicht nur Einblicke in die persönlichen Herausforderungen, sondern auch in die Strategien, die Menschen entwickelt haben, um mit der Erkrankung umzugehen. Sie verdeutlichen, wie unterschiedlich Migräne erlebt wird und welche individuellen Ansätze zur Linderung der Symptome erfolgreich sein können.

Ein häufiges Thema in den Erfahrungsberichten ist der emotionale Stress, den Migräneanfälle verursachen können. Viele Betroffene berichten von einem Gefühl der Isolation und Frustration, insbesondere wenn sie sich in sozialen Situationen oder am Arbeitsplatz unwohl fühlen. Eine Patientin schildert beispielsweise, wie sie aufgrund ihrer Anfälle oft Einladungen zu Veranstaltungen absagen musste, was zu einem Rückzug aus ihrem Freundeskreis führte. Solche Erfahrungen unterstreichen die Notwendigkeit eines unterstützenden Umfelds und einer offenen Kommunikation über die Erkrankung.

Darüber hinaus teilen viele Betroffene ihre Erkenntnisse über Auslöser und deren Vermeidung. Eine andere Person berichtet von der positiven Wirkung einer Ernährungsumstellung: Durch das Führen eines Ernährungstagebuchs konnte sie bestimmte Nahrungsmittel identifizieren, die ihre Anfälle auslösten. Diese Erkenntnis half ihr nicht nur dabei, ihre Ernährung anzupassen, sondern gab ihr auch ein Gefühl der Kontrolle über ihre Gesundheit zurück.

Die Berichte zeigen auch die Vielfalt an Behandlungsmöglichkeiten auf. Einige Patienten schwören auf medikamentöse Therapien, während andere alternative Methoden wie Akupunktur oder Yoga bevorzugen. Ein Mann beschreibt seine positive Erfahrung mit regelmäßiger Bewegung und Meditation als Teil seiner Bewältigungsstrategie. Diese unterschiedlichen Ansätze verdeutlichen, dass es keine universelle Lösung gibt; vielmehr ist es entscheidend, dass jeder Betroffene seinen eigenen Weg findet.

Insgesamt bieten diese Erfahrungsberichte wertvolle Perspektiven und ermutigen andere Betroffene dazu, aktiv nach Lösungen zu suchen und sich nicht allein zu fühlen. Sie fördern das Verständnis für Migräne als komplexe Erkrankung und betonen die Bedeutung von individueller Anpassung bei der Behandlung.

15.2 Erfolgreiche Bewältigungsstrategien

Die Entwicklung erfolgreicher Bewältigungsstrategien ist für viele Migränebetroffene von entscheidender Bedeutung, um die Lebensqualität zu verbessern und die Häufigkeit sowie Intensität der Anfälle zu reduzieren. Diese Strategien sind oft individuell und basieren auf persönlichen Erfahrungen, Bedürfnissen und Lebensumständen. Ein zentraler Aspekt ist das Erkennen und Verstehen der eigenen Auslöser, was den Betroffenen hilft, proaktive Maßnahmen zu ergreifen.

Ein effektiver Ansatz zur Bewältigung von Migräne ist das Führen eines detaillierten Migränetagebuchs. Durch die Dokumentation von Symptomen, möglichen Auslösern wie Stress oder bestimmten Nahrungsmitteln sowie der Reaktion auf verschiedene Behandlungen können Betroffene Muster erkennen und gezielt anpassen. Eine Patientin berichtete beispielsweise, dass sie durch diese Methode nicht nur ihre Anfälle besser steuern konnte, sondern auch ein Gefühl der Kontrolle über ihre Gesundheit zurückgewann.

Zusätzlich zur Selbstbeobachtung spielen Entspannungstechniken eine wichtige Rolle in der Bewältigung von Migräne. Methoden wie Yoga, Meditation oder Atemübungen helfen vielen Betroffenen, Stress abzubauen und somit potenzielle Auslöser zu minimieren. Ein Mann teilte seine positiven Erfahrungen mit regelmäßiger Meditation mit, die ihm halfen, sowohl körperliche als auch emotionale Spannungen abzubauen.

Ein weiterer wichtiger Aspekt ist die soziale Unterstützung. Der Austausch mit anderen Betroffenen kann nicht nur emotional entlastend wirken, sondern auch wertvolle Tipps zur Bewältigung bieten. Selbsthilfegruppen oder Online-Foren ermöglichen es den Menschen, sich gegenseitig zu unterstützen und Erfahrungen auszutauschen. Dies fördert ein Gefühl der Gemeinschaft und verringert das Gefühl der Isolation.

Schließlich sollten auch medizinische Interventionen in Betracht gezogen werden. Viele Betroffene finden Linderung durch medikamentöse Therapien oder alternative Behandlungsmethoden wie Akupunktur oder Physiotherapie. Die Kombination aus verschiedenen Ansätzen – sei es durch Medikamente oder natürliche Heilmethoden – kann oft den besten Erfolg bringen.

Insgesamt zeigt sich, dass erfolgreiche Bewältigungsstrategien vielfältig sind und stark von individuellen Faktoren abhängen. Es ist wichtig für jeden Betroffenen, seinen eigenen Weg zu finden und dabei verschiedene Methoden auszuprobieren.

15.3 Lektionen aus dem Alltag

Die täglichen Erfahrungen von Migränebetroffenen bieten wertvolle Einblicke in die Herausforderungen und Bewältigungsmechanismen, die im Umgang mit dieser Erkrankung entwickelt werden. Diese Lektionen sind nicht nur für die Betroffenen selbst von Bedeutung, sondern auch für Angehörige, Fachkräfte und die Gesellschaft insgesamt. Sie verdeutlichen, wie wichtig es ist, ein unterstützendes Umfeld zu schaffen und individuelle Strategien zur Linderung der Symptome zu entwickeln.

Ein zentraler Aspekt im Alltag vieler Betroffener ist das Erkennen von Auslösern. Viele Menschen berichten, dass sie durch gezielte Beobachtungen ihrer Lebensgewohnheiten Muster identifizieren konnten. Beispielsweise stellte eine Betroffene fest, dass bestimmte Nahrungsmittel wie Schokolade oder Käse ihre Anfälle verstärkten. Durch das Führen eines Ernährungstagebuchs konnte sie diese Auslöser vermeiden und somit die Häufigkeit ihrer Migräneanfälle reduzieren.

Darüber hinaus spielt der Umgang mit Stress eine entscheidende Rolle. Viele Betroffene haben gelernt, Entspannungstechniken in ihren Alltag zu integrieren. Eine Frau berichtete von ihren positiven Erfahrungen mit progressiver Muskelentspannung und Yoga, was ihr half, nicht nur körperliche Verspannungen abzubauen, sondern auch ihre mentale Gesundheit zu stärken. Solche Techniken fördern nicht nur das Wohlbefinden, sondern können auch präventiv gegen Migräne wirken.

Ein weiterer wichtiger Punkt ist die soziale Unterstützung. Der Austausch mit anderen Betroffenen kann eine immense Erleichterung bringen. In Selbsthilfegruppen oder Online-Foren teilen viele ihre Geschichten und Strategien zur Bewältigung der Krankheit. Diese Gemeinschaft bietet nicht nur emotionale Unterstützung, sondern auch praktische Tipps zur Verbesserung des Alltags mit Migräne.

Schließlich zeigt sich in den Erfahrungsberichten vieler Betroffener die Notwendigkeit einer offenen Kommunikation über ihre Erkrankung. Das Teilen ihrer Erfahrungen mit Freunden und Familie hat oft dazu geführt, dass diese mehr Verständnis zeigen und besser unterstützen können. Die Aufklärung über Migräne kann somit helfen, Missverständnisse abzubauen und ein empathisches Umfeld zu schaffen.

Zukunftsausblick auf die Migränetherapie

16.1 Neue Behandlungsmethoden

Die Migränetherapie hat in den letzten Jahren bedeutende Fortschritte gemacht, die neue Hoffnung für Betroffene bieten. Innovative Ansätze und Technologien haben das Potenzial, die Lebensqualität von Millionen Menschen zu verbessern, die unter dieser schmerzhaften Erkrankung leiden. In diesem Abschnitt werden einige der vielversprechendsten neuen Behandlungsmethoden vorgestellt, die derzeit entwickelt oder bereits eingesetzt werden.

Eine der aufregendsten Entwicklungen ist die Einführung von monoklonalen Antikörpern, die gezielt auf bestimmte Neurotransmitter wirken. Diese Medikamente, wie Erenumab und Fremanezumab, blockieren den Calcitonin Gene-Related Peptide (CGRP)-Rezeptor und haben sich als äußerst wirksam bei der Reduzierung der Häufigkeit und Intensität von Migräneanfällen erwiesen. Klinische Studien zeigen signifikante Verbesserungen bei Patienten, die zuvor auf herkömmliche Therapien nicht angesprochen hatten.

Zusätzlich zu medikamentösen Behandlungen wird auch an neuartigen nicht-invasiven Verfahren geforscht. Transkranielle Magnetstimulation (TMS) ist eine solche Methode, bei der magnetische Impulse verwendet werden, um neuronale Aktivität im Gehirn zu modulieren. Erste Ergebnisse deuten darauf hin, dass TMS sowohl zur Akutbehandlung als auch zur prophylaktischen Therapie von Migräne eingesetzt werden kann.

Ein weiterer innovativer Ansatz sind digitale Gesundheitslösungen. Mobile Apps zur Verfolgung von Symptomen und Auslösern ermöglichen es Patienten, ihre Migräne besser zu managen und personalisierte Strategien zur Vorbeugung zu entwickeln. Einige dieser Anwendungen integrieren auch Biofeedback-Technologien oder virtuelle Realität zur Entspannung und Stressbewältigung.

- Monoklonale Antikörper: Zielgerichtete Therapieansätze mit CGRP-Inhibitoren.
- Transkranielle Magnetstimulation: Nicht-invasive Methoden zur Modulation neuronaler Aktivität.
- Digitale Gesundheitslösungen: Apps zur Symptomverfolgung und personalisierten Prävention.

Diese neuen Behandlungsmethoden repräsentieren einen Paradigmenwechsel in der Migränetherapie und eröffnen neue Perspektiven für Patienten weltweit. Die kontinuierliche Forschung in diesem Bereich verspricht weitere Fortschritte und könnte dazu beitragen, das Leben vieler Menschen nachhaltig zu verbessern.

16.2 Forschungstrends in der Neurologie

Die Neurologie ist ein dynamisches Feld, das kontinuierlich von neuen Erkenntnissen und Technologien geprägt wird. In den letzten Jahren haben sich mehrere Forschungstrends herauskristallisiert, die nicht nur die Migränetherapie, sondern auch andere neurologische Erkrankungen revolutionieren könnten. Diese Trends sind entscheidend für das Verständnis der komplexen Mechanismen des Nervensystems und bieten neue Ansätze zur Behandlung von Krankheiten wie Migräne, Alzheimer und Parkinson.

Einer der vielversprechendsten Trends ist die Erforschung der Rolle des Mikrobioms im menschlichen Körper. Studien zeigen zunehmend, dass die Zusammensetzung der Darmflora einen erheblichen Einfluss auf neurologische Erkrankungen haben kann. Die Interaktion zwischen dem Mikrobiom und dem zentralen Nervensystem könnte neue therapeutische Zielstrukturen eröffnen, insbesondere bei der Behandlung von Migräne und anderen schmerzhaften Zuständen. Forscher untersuchen derzeit, wie Probiotika oder präbiotische Interventionen möglicherweise zur Linderung von Symptomen beitragen können.

Ein weiterer bedeutender Trend ist die Anwendung von künstlicher Intelligenz (KI) in der Neurologie. KI-gestützte Algorithmen werden entwickelt, um Muster in großen Datensätzen zu erkennen, was eine frühzeitige Diagnose und personalisierte Behandlungsansätze ermöglicht. Beispielsweise können Machine-Learning-Modelle helfen, Migräneauslöser besser zu identifizieren oder den Verlauf neurodegenerativer Erkrankungen vorherzusagen. Diese Technologien könnten nicht nur die Effizienz der Diagnostik verbessern, sondern auch dazu beitragen, Therapien individueller zu gestalten.

Zusätzlich wird an neuartigen Biomarkern geforscht, die eine objektive Messung des Krankheitsverlaufs ermöglichen sollen. Insbesondere bei chronischen Erkrankungen wie Migräne könnte dies bedeuten, dass Patienten gezielter behandelt werden können und weniger Zeit mit ineffektiven Therapieversuchen verbringen müssen. Die Identifizierung spezifischer Biomarker könnte auch dazu führen, dass neue Medikamente schneller entwickelt werden können.

Diese Forschungstrends verdeutlichen das Potenzial für innovative Ansätze in der Neurologie und unterstreichen die Notwendigkeit einer interdisziplinären Zusammenarbeit zwischen verschiedenen Fachbereichen. Die Fortschritte in diesen Bereichen könnten nicht nur die Lebensqualität von Patienten verbessern, sondern auch unser grundlegendes Verständnis neurologischer Erkrankungen erweitern.

16.3 Hoffnung auf Heilung

Die Hoffnung auf eine Heilung von Migräne ist ein zentrales Anliegen in der neurologischen Forschung und Therapie. Angesichts der hohen Prävalenz und der oft erheblichen Beeinträchtigung der Lebensqualität, die Migräne mit sich bringt, ist es unerlässlich, neue Wege zu finden, um diese Erkrankung nicht nur zu behandeln, sondern möglicherweise auch vollständig zu heilen.

Ein vielversprechender Ansatz zur Heilung könnte in der gezielten Modulation des Mikrobioms liegen. Neueste Studien haben gezeigt, dass das Mikrobiom einen signifikanten Einfluss auf Entzündungsprozesse im Körper hat. Da Migräne häufig mit entzündlichen Reaktionen assoziiert wird, könnte eine Veränderung der Darmflora durch spezifische Probiotika oder präbiotische Nahrungsmittel dazu beitragen, die Häufigkeit und Intensität von Migräneanfällen zu reduzieren. Diese Erkenntnisse eröffnen neue Perspektiven für die Entwicklung von Therapien, die über symptomatische Linderung hinausgehen.

Darüber hinaus spielt die genetische Forschung eine entscheidende Rolle bei der Suche nach einer Heilung. Durch das Verständnis genetischer Prädispositionen für Migräne können personalisierte Behandlungsansätze entwickelt werden. Genomweite Assoziationsstudien (GWAS) haben bereits mehrere Gene identifiziert, die mit Migräne in Verbindung stehen. Zukünftige Therapien könnten darauf abzielen, diese genetischen Faktoren gezielt zu beeinflussen oder sogar zu modifizieren.

Ein weiterer innovativer Ansatz ist die Nutzung von neuartigen Technologien wie CRISPR zur Genbearbeitung. Diese Technologie könnte es ermöglichen, spezifische genetische Mutationen auszuschalten oder zu korrigieren, die mit Migräne assoziiert sind. Solche Fortschritte könnten langfristig den Weg für eine echte Heilung ebnen.

Zusammenfassend lässt sich sagen, dass trotz der Herausforderungen in der Migränetherapie ein Lichtblick am Horizont sichtbar wird. Die Kombination aus mikrobiologischen Ansätzen, genetischer Forschung und modernen Technologien bietet vielversprechende Möglichkeiten zur Entwicklung neuer Therapien und letztlich zur Hoffnung auf eine vollständige Heilung dieser komplexen Erkrankung.

17
Zusammenfassung der wichtigsten Erkenntnisse

17.1 Kernaussagen des Buches

Die Kernaussagen des Buches „Praktische Tipps bei Migräne" bieten einen umfassenden Überblick über die komplexe Natur der Migräne und deren Auswirkungen auf das Leben der Betroffenen. Ein zentrales Anliegen des Buches ist es, den Lesern nicht nur medizinisches Wissen zu vermitteln, sondern auch praktische Strategien zur Bewältigung ihrer Symptome an die Hand zu geben. Die Erkenntnisse sind besonders relevant, da sie sowohl die physischen als auch die psychischen Aspekte der Erkrankung berücksichtigen.

Ein wesentlicher Punkt ist die Identifikation von Auslösern, die individuell variieren können. Stress, Ernährung und hormonelle Veränderungen sind häufige Faktoren, doch das Buch hebt hervor, dass jeder Patient seine eigenen spezifischen Trigger erkennen muss. Diese personalisierte Herangehensweise fördert ein besseres Verständnis für die eigene Gesundheit und ermutigt zur aktiven Mitgestaltung des Lebensstils.

Darüber hinaus wird im Buch betont, wie wichtig eine ganzheitliche Betrachtung der Migräne ist. Neben medikamentösen Behandlungen werden alternative Therapien wie Akupunktur oder Entspannungstechniken vorgestellt. Diese Vielfalt an Ansätzen ermöglicht es den Lesern, verschiedene Methoden auszuprobieren und herauszufinden, was für sie am besten funktioniert.

Ein weiterer zentraler Aspekt ist die Bedeutung von Lebensstiländerungen. Das Buch bietet konkrete Tipps zur Verbesserung der allgemeinen Gesundheit durch ausgewogene Ernährung, regelmäßige Bewegung und ausreichenden Schlaf. Diese Empfehlungen sind nicht nur darauf ausgerichtet, Migräneanfälle zu reduzieren, sondern tragen auch zu einem insgesamt besseren Wohlbefinden bei.

Schließlich vermittelt das Buch eine Botschaft der Hoffnung und Selbstermächtigung. Es ermutigt Betroffene dazu, aktiv an ihrer Gesundheit zu arbeiten und sich nicht von der Erkrankung definieren zu lassen. Durch das Verständnis für ihre Symptome und das Erlernen effektiver Bewältigungsstrategien können Leser lernen, ihre Migräne in den Griff zu bekommen und ein erfülltes Leben zu führen.

17.2 Wichtige Tipps zum Mitnehmen

Die Auseinandersetzung mit Migräne erfordert nicht nur medizinisches Wissen, sondern auch praktische Strategien zur Bewältigung der Symptome im Alltag. In diesem Abschnitt werden einige entscheidende Tipps vorgestellt, die Betroffenen helfen können, ihre Lebensqualität zu verbessern und besser mit ihrer Erkrankung umzugehen.

Ein zentraler Aspekt ist die **Führung eines Migränetagebuchs**. Durch das Dokumentieren von Anfällen, deren Häufigkeit und Intensität sowie möglicher Auslöser können Patienten Muster erkennen und gezielt an ihren Triggern arbeiten. Dies fördert ein tieferes Verständnis für die eigene Gesundheit und ermöglicht eine personalisierte Herangehensweise an die Behandlung.

Darüber hinaus spielt **Stressmanagement** eine wesentliche Rolle. Techniken wie Meditation, Yoga oder Atemübungen können helfen, Stress abzubauen und somit potenzielle Migräneauslöser zu minimieren. Regelmäßige Entspannungsphasen in den Alltag einzubauen, kann nicht nur zur Linderung von Symptomen beitragen, sondern auch das allgemeine Wohlbefinden steigern.

Eine ausgewogene **Ernährung** ist ebenfalls entscheidend. Bestimmte Nahrungsmittel können Migräneanfälle auslösen; daher sollten Betroffene darauf achten, welche Lebensmittel sie konsumieren. Eine Ernährung reich an Magnesium (z.B. Nüsse, Vollkornprodukte) kann präventiv wirken und sollte in den Speiseplan integriert werden.

Nicht zuletzt ist es wichtig, auf ausreichend **Schlaf** zu achten. Ein regelmäßiger Schlafrhythmus kann dazu beitragen, Migräneanfälle zu reduzieren. Die Schaffung einer ruhigen Schlafumgebung sowie das Vermeiden von Bildschirmen vor dem Schlafengehen sind einfache Maßnahmen zur Verbesserung der Schlafqualität.

Zusammenfassend lässt sich sagen, dass die Kombination aus einem bewussten Umgang mit Auslösern, Stressbewältigungstechniken sowie einer gesunden Lebensweise entscheidend für das Management von Migräne ist. Diese Tipps bieten einen praktischen Leitfaden für Betroffene und ermutigen sie dazu, aktiv an ihrer Gesundheit zu arbeiten.

17.3 Ermutigung zur aktiven Gesundheitsübernahme

Die aktive Gesundheitsübernahme ist ein entscheidender Schritt für Menschen, die mit chronischen Erkrankungen wie Migräne leben. Sie fördert nicht nur das individuelle Wohlbefinden, sondern stärkt auch das Selbstbewusstsein der Betroffenen im Umgang mit ihrer Gesundheit. In diesem Abschnitt werden verschiedene Ansätze und Strategien beleuchtet, die Patienten dazu ermutigen können, Verantwortung für ihre Gesundheit zu übernehmen.

Ein zentraler Aspekt der aktiven Gesundheitsübernahme ist die **Bildung und Information**. Patienten sollten sich umfassend über ihre Erkrankung informieren, um fundierte Entscheidungen treffen zu können. Dies kann durch den Austausch mit Fachleuten, das Lesen von Fachliteratur oder die Teilnahme an Selbsthilfegruppen geschehen. Ein informierter Patient ist besser in der Lage, Symptome zu erkennen und geeignete Maßnahmen zu ergreifen.

Darüber hinaus spielt die **Selbstbeobachtung** eine wichtige Rolle. Das Führen eines Tagebuchs über Symptome, Auslöser und persönliche Reaktionen auf Behandlungen ermöglicht es den Betroffenen, Muster zu identifizieren und gezielt an ihrer Gesundheit zu arbeiten. Diese Praxis fördert nicht nur das Bewusstsein für den eigenen Körper, sondern hilft auch dabei, Gespräche mit Ärzten effektiver zu gestalten.

Ein weiterer wichtiger Punkt ist die **Motivation zur Lebensstiländerung**. Die Integration gesunder Gewohnheiten in den Alltag kann einen erheblichen Einfluss auf die Häufigkeit und Intensität von Migräneanfällen haben. Dazu gehören regelmäßige Bewegung, eine ausgewogene Ernährung sowie ausreichend Schlaf. Die Unterstützung durch Familie und Freunde kann hierbei eine entscheidende Rolle spielen; gemeinsames Kochen oder Sport treiben kann motivierend wirken.

Letztlich sollte auch der Zugang zu **Ressourcen**, wie Apps zur Gesundheitsüberwachung oder Online-Plattformen für den Austausch mit anderen Betroffenen, gefördert werden. Diese digitalen Hilfsmittel bieten nicht nur Informationen, sondern auch Gemeinschaftsgefühl und Unterstützung auf dem Weg zur aktiven Gesundheitsübernahme.

Zusammenfassend lässt sich sagen, dass die Ermutigung zur aktiven Gesundheitsübernahme ein vielschichtiger Prozess ist, der Bildung, Selbstbeobachtung und soziale Unterstützung umfasst. Durch diese Maßnahmen können Patienten lernen, ihre Gesundheit selbst in die Hand zu nehmen und somit ihre Lebensqualität nachhaltig zu verbessern.

18
Anhang

18.1 Glossar medizinischer Begriffe

Ein Glossar medizinischer Begriffe ist ein unverzichtbares Hilfsmittel für Patienten, Angehörige und Fachleute, um die komplexe Terminologie im Gesundheitswesen besser zu verstehen. Insbesondere bei Erkrankungen wie Migräne, die mit einer Vielzahl von Symptomen und Behandlungsmöglichkeiten verbunden sind, kann ein solches Nachschlagewerk dazu beitragen, Missverständnisse zu vermeiden und das Wissen über die eigene Gesundheit zu erweitern.

Die Definitionen in einem medizinischen Glossar sollten klar und präzise formuliert sein. Beispielsweise könnte der Begriff „Migräne" als „eine neurologische Erkrankung gekennzeichnet durch wiederkehrende Kopfschmerzattacken, oft begleitet von Übelkeit, Erbrechen und Empfindlichkeit gegenüber Licht oder Geräuschen" beschrieben werden. Solche Definitionen helfen den Betroffenen nicht nur dabei, ihre Symptome besser einzuordnen, sondern auch aktiv an ihrer Behandlung teilzunehmen.

Ein weiterer wichtiger Begriff ist „Aura", der sich auf neurologische Symptome bezieht, die vor oder während eines Migräneanfalls auftreten können. Diese können visuelle Störungen wie Lichtblitze oder Zickzacklinien umfassen. Das Verständnis dieser Begriffe ermöglicht es den Patienten, ihre Erfahrungen genauer zu beschreiben und somit eine gezieltere Behandlung zu erhalten.

Zusätzlich sollten häufig verwendete Begriffe wie „Prophylaxe" (Vorbeugung) und „Akuttherapie" (Behandlung während eines Anfalls) erläutert werden. Die Unterscheidung zwischen diesen beiden Ansätzen ist entscheidend für das Management der Migräne. Während Prophylaxemittel regelmäßig eingenommen werden, um die Häufigkeit der Anfälle zu reduzieren, kommen Akutmedikamente zum Einsatz, um akute Schmerzen schnell zu lindern.

Ein gut strukturiertes Glossar kann auch Informationen über alternative Therapien enthalten, wie z.B. Akupunktur oder Entspannungstechniken. Diese ergänzenden Behandlungsansätze gewinnen zunehmend an Bedeutung in der Migränetherapie und sollten daher ebenfalls verständlich erklärt werden.

Insgesamt trägt ein umfassendes Glossar medizinischer Begriffe dazu bei, das Bewusstsein für Migräne zu schärfen und den Betroffenen Werkzeuge an die Hand zu geben, um informierte Entscheidungen über ihre Gesundheit treffen zu können.

18.2 Literaturverzeichnis

Das Literaturverzeichnis ist ein essenzieller Bestandteil wissenschaftlicher Arbeiten, da es die Quellen dokumentiert, auf denen die Forschung basiert. Es ermöglicht den Lesern, die verwendeten Materialien nachzuvollziehen und sich weiterführend mit dem Thema auseinanderzusetzen. Ein gut strukturiertes Literaturverzeichnis trägt nicht nur zur Glaubwürdigkeit der Arbeit bei, sondern zeigt auch die Tiefe und Breite der Recherche an.

In der medizinischen Forschung ist das Literaturverzeichnis besonders wichtig, da es eine Vielzahl von Studien, Artikeln und Fachbüchern umfasst, die unterschiedliche Perspektiven und Erkenntnisse zu einem Thema bieten. Beispielsweise könnte eine Untersuchung über Migräne sowohl klinische Studien als auch Übersichtsartikel beinhalten, die verschiedene Behandlungsmethoden beleuchten. Die korrekte Angabe dieser Quellen ist entscheidend für die Reproduzierbarkeit der Ergebnisse und für das Vertrauen in die präsentierten Informationen.

Ein weiterer Aspekt des Literaturverzeichnisses ist die Einhaltung spezifischer Zitierstandards wie APA, MLA oder Chicago. Diese Standards regeln nicht nur das Format der Quellenangaben, sondern auch deren Strukturierung innerhalb des Verzeichnisses. Eine konsistente Anwendung dieser Richtlinien erleichtert es den Lesern, relevante Informationen schnell zu finden und zu überprüfen.

- **Bücher:** Bei Büchern sollte der Autor, Titel, Verlag und Jahr der Veröffentlichung angegeben werden.
- **Fachzeitschriften:** Hier sind zusätzlich das Volumen und die Seitenzahlen wichtig.
- **Online-Quellen:** Diese erfordern oft einen Zugriffsdatenpunkt sowie das Datum des letzten Zugriffs.

Zudem kann ein Literaturverzeichnis Hinweise auf aktuelle Trends in der Forschung geben. Wenn beispielsweise mehrere neuere Studien zu alternativen Therapien bei Migräne veröffentlicht wurden, signalisiert dies ein wachsendes Interesse an diesen Ansätzen innerhalb der wissenschaftlichen Gemeinschaft. Daher sollte das Literaturverzeichnis regelmäßig aktualisiert werden, um sicherzustellen, dass alle relevanten Entwicklungen berücksichtigt werden.

Zusammenfassend lässt sich sagen, dass ein sorgfältig zusammengestelltes Literaturverzeichnis nicht nur als Nachweis für akademische Integrität dient, sondern auch als wertvolle Ressource für Leser fungiert, die tiefer in das behandelte Thema eintauchen möchten.

18.3 Nützliche Kontakte und Links

In der heutigen vernetzten Welt sind nützliche Kontakte und Links von entscheidender Bedeutung für den Erfolg in verschiedenen Bereichen, insbesondere in der Forschung und im akademischen Umfeld. Diese Ressourcen ermöglichen es Forschern, Experten zu finden, die ihre Arbeit unterstützen können, sowie Zugang zu wertvollen Informationen und Datenbanken zu erhalten. Ein gut gepflegtes Netzwerk kann nicht nur den Austausch von Ideen fördern, sondern auch Kooperationen anstoßen, die für innovative Projekte unerlässlich sind.

Ein zentraler Aspekt ist die Identifizierung relevanter Fachgesellschaften und Netzwerke. Diese Organisationen bieten oft nicht nur Zugang zu aktuellen Forschungsergebnissen, sondern auch Möglichkeiten zur Teilnahme an Konferenzen und Workshops. Beispielsweise könnte eine Mitgliedschaft in einer medizinischen Fachgesellschaft wie der Deutschen Gesellschaft für Neurologie (DGN) wertvolle Kontakte zu anderen Fachleuten herstellen und aktuelle Entwicklungen im Bereich der Neurologie zugänglich machen.

Darüber hinaus spielen Online-Plattformen eine wichtige Rolle bei der Vernetzung von Wissenschaftlern. Websites wie ResearchGate oder Academia.edu ermöglichen es Forschern, ihre Arbeiten zu teilen und Feedback von Kollegen weltweit zu erhalten. Solche Plattformen fördern den interdisziplinären Austausch und helfen dabei, neue Perspektiven auf bestehende Probleme zu gewinnen.

Zusätzlich sollten Forscher auf relevante Datenbanken zugreifen können, um qualitativ hochwertige Literatur zu finden. Plattformen wie PubMed oder Google Scholar bieten umfassende Suchmöglichkeiten für wissenschaftliche Artikel und Studien. Die Nutzung dieser Ressourcen ist entscheidend für die Erstellung eines fundierten Literaturverzeichnisses.

Schließlich ist es wichtig, soziale Medien als Werkzeug zur Vernetzung nicht außer Acht zu lassen. Twitter beispielsweise hat sich als effektive Plattform etabliert, um aktuelle Forschungstrends zu verfolgen und mit anderen Wissenschaftlern in Kontakt zu treten. Durch das Folgen von Schlüsselpersonen oder Institutionen können Forscher stets über neue Entwicklungen informiert bleiben.

Zusammenfassend lässt sich sagen, dass nützliche Kontakte und Links ein unverzichtbares Element jeder erfolgreichen Forschungsarbeit darstellen. Sie erweitern nicht nur das Wissen über ein Thema, sondern fördern auch die Zusammenarbeit innerhalb der wissenschaftlichen Gemeinschaft.

Das Buch „Praktische Tipps bei Migräne" behandelt die weit verbreitete neurologische Erkrankung Migräne, die Millionen von Menschen betrifft und deren Lebensqualität erheblich einschränken kann. Es richtet sich an Betroffene, Angehörige und Interessierte und bietet wertvolle Informationen sowie Strategien zur Linderung der Symptome.

In mehreren übersichtlichen Kapiteln wird zunächst die medizinische Grundlage der Migräne erläutert, einschließlich der verschiedenen Arten und Symptome. Die Identifizierung häufigster Auslöser wie Stress, Ernährung, hormonelle Veränderungen und Umweltfaktoren steht im Fokus. Praktische Tipps helfen den Lesern, diese Auslöser zu erkennen und zu vermeiden, um die Häufigkeit und Intensität der Anfälle zu reduzieren.

Ein weiterer zentraler Aspekt des Buches sind bewährte Methoden zur Schmerzlinderung. Hierzu zählen medikamentöse Behandlungen, alternative Therapien sowie Entspannungstechniken. Zudem wird auf Lebensstiländerungen eingegangen, die das allgemeine Wohlbefinden fördern können. Ernährungstipps, regelmäßige Bewegung, Schlafhygiene und Stressbewältigung werden als wichtige Strategien vorgestellt.

Die Kombination aus medizinischem Wissen und praktischen Ratschlägen macht das Buch zu einem unverzichtbaren Begleiter für Migränepatienten. Es ermutigt die Leser dazu, aktiv an ihrer Gesundheit zu arbeiten und Kontrolle über ihre Migräne zu übernehmen. Mit einem klaren Schreibstil wird das komplexe Thema verständlich vermittelt.

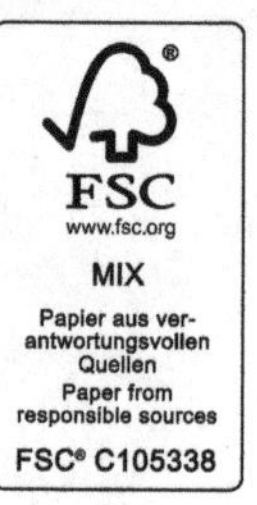